ANA LIVI

PREFÁCIO DE **CAL JUNIOR**

DESPERTE PARA UMA **JORNADA**

SÓ VOCÊ

DE **EXPANSÃO DE CONSCIÊNCIA**

TEM AS

E **CONECTE-SE** COM QUEM VOCÊ É

RESPOSTAS

SEJA LIVRE E CONSTRUA UMA **VIDA FELIZ**

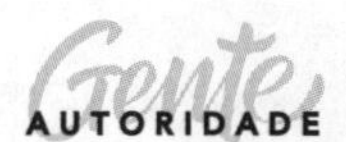

Diretora
Rosely Boschini
Gerente Editorial Pleno
Franciane Batagin Ribeiro
Assistente Editorial
Alanne Maria
Produção Gráfica
Fábio Esteves
Preparação
Andréa Bruno
Capa
Rafael Brum
Imagem de Capa
Istock
Projeto Gráfico e Diagramação
Gisele Baptista
Linea Editora
Revisão
Amanda Oliveira
Renato Ritto
Impressão
Gráfica Assahi

CARO(A) LEITOR(A),
Queremos saber sua opinião sobre nossos livros.
Após a leitura, curta-nos no facebook.com/editoragentebr, siga-nos no Twitter @EditoraGente e no Instagram @editoragente e visite-nos no site www.editoragente.com.br.
Cadastre-se e contribua com sugestões, críticas ou elogios.

Rua Natingui, 379 – Vila Madalena
São Paulo, SP – CEP 05443-000
Telefone: (11) 3670-2500
Site: www.editoragente.com.br
E-mail: gente@editoragente.com.br

Dados Internacionais de Catalogação na Publicação (CIP)
Angélica Ilacqua CRB-8/7057

Livi, Ana
Só você tem as respostas: desperte para uma jornada de expansão de consciência e conecte-se com quem você é / Ana Livi. - São Paulo: Gente Autoridade, 2022.
192 p.

ISBN 978-65-88523-44-5

1. Desenvolvimento pessoal 2. Autoconhecimento I. Título

22-1732 CDD 158.1

Índice para catálogo sistemático:
1. Desenvolvimento pessoal

Nota da Publisher

Captar a essência e a sensibilidade humana, assim como permitir-se ser transformado pela mensagem e pela história de vida do outro, demanda muita empatia, coragem e entendimento de propósito. Mais do que isso: pede que compreendamos o que nos move rumo a uma vida feliz, autêntica e livre.

Em *Só você tem as respostas*, livro que tenho a honra de apresentar, a arquiteta e terapeuta holística Ana Livi, mostra que ser livre é um desafio que vale a pena ser vivido, independentemente das circunstâncias. Partindo de suas experiências internacionais construindo escolas na Libéria, no Sudão do Sul e em Ruanda, Ana Livi ensina estratégias para que cada um de nós possa se reconectar com os sentimentos, emoções e habilidades que reforçam a nossa missão e o nosso senso de propósito no mundo.

Com uma narrativa rica em referências históricas, exercícios e reflexões poderosas, *Só você tem as respostas* é um livro que nos convida a criar coragem para conquistar a vida livre, plena e leve que toda pessoa merece ter.

Boa leitura!

Rosely Boschini
CEO e Publisher da Editora Gente

Querido(a) leitor(a),

É uma alegria imensa ter a sua companhia nesta jornada.

Imagino que a busca por autoconhecimento, espiritualidade e expansão da consciência faça sentido para você. Do contrário, não estaríamos iniciando esta jornada juntos. Independentemente de você ter comprado, ganhado ou se presenteado com *Só você tem as respostas*, alguma força o trouxe até aqui.

Agradeço sua presença. Sinta-se acolhido(a) por mim.

Nas páginas seguintes, compartilho um pouco do que reconheço como parte de mim. Só que eu sempre preferi ouvir a falar. Me sinto mais confortável conhecendo você e sua história do que falando da minha. Por essa razão, neste espaço, quero aproveitar a oportunidade de ocupar o meu lugar de escuta. Quero ouvir você, ou melhor, quero ler o que você tem a dizer. Você aceita compartilhar comigo um pouco do que reconhece como sendo parte de você?

Será uma honra imensa saber um pouco mais sobre a sua história.

Ao acessar o QR Code abaixo, você encontrará um espaço de escuta acolhedor oferecido por alguém que tem um interesse verdadeiro em conhecer a sua história. Sou fascinada pelo mundo invisível, mas os seres humanos também me encantam. Dessa forma, busco entender cada vez mais como o encontro do mundo visível e invisível se manifesta na nossa vida cotidiana, e como podemos viver com mais leveza e harmonia.

PARA ACESSAR O NOSSO ESPAÇO DE ESCUTA, APONTE
A CÂMERA DO SEU CELULAR PARA O QR CODE ABAIXO.

Só você tem as respostas. Elas estão, e sempre estiveram, em você. Por meio de perguntas e reflexões, vou ajudar você a encontrá-las. E ao encontrar as próprias respostas, você engrandecerá a nossa jornada e o nosso entendimento sobre os mistérios da existência e de quem somos nós perante eles.

Ao final da leitura deste livro, lembre-se: este é um espaço de troca. Sinta-se à vontade para me contar também de que forma este conteúdo o tocou e como posso contribuir de modo mais significativo na sua jornada de expansão de consciência.

Um abraço com muita luz e amorosidade,

Ana Livi

LOKĀḤ SAMASTĀḤ
SUKHINO BHAVAṀTU

DEDICO ESTE LIVRO
A TODOS OS SERES,
DE TODOS OS MUNDOS,
PARA QUE POSSAMOS
SER LIVRES E FELIZES!

Agradecimentos

Sinto-me uma pessoa abençoada, e sou grata pela vida. Às vezes, nos momentos corriqueiros do dia, me vejo emocionada com alguma sutileza que me enche de satisfação. Deparar-me com este livro pronto não é diferente. Estou agradecida pela oportunidade de compartilhar páginas que transbordam o meu amor pela vida e pelos mistérios do Universo.

Agradeço à consciência coletiva de luz que se conecta à consciência cósmica divina para que o amor, a sabedoria, a cura e a verdade fluam naturalmente através de mim para que deste modo eu possa cumprir com o meu melhor, agora e sempre.

Agradeço a todos os seres das estrelas que me amparam. Agradeço à orientação de todos os seres invisíveis; eu sinto a presença e a proteção de vocês. Agradeço a todos os guardiões e ancestrais de todas as terras e águas de onde eu pisei e naveguei. Agradeço a todos os ancestrais da minha linhagem familiar. Agradeço a cada um dos que vieram antes de mim; é por causa do legado e da força deles que eu sigo em frente em minha jornada.

Da mesma forma, agradeço por cada ser visível que cruzou, que está presente e que ainda cruzará meu caminho em minhas existências. Agradeço por todas as experiências vividas e compartilhadas. Agradeço a cada professor, a cada mestre, a cada instrutor com os quais adquiri conhecimentos e aprendi técnicas, e de quem absorvi um pouco de sabedoria.

Agradeço a todos os que representam a Editora Gente e a cada pessoa que, de maneira direta ou indireta, contribuiu com a materialização deste livro e com as histórias que aqui são compartilhadas.

Agradeço a Cal Junior, por ter aceitado o convite de prefaciar o livro e pelo carinho, sensibilidade das palavras e a confiança em mim e no meu trabalho. Agradeço a Bruno Mello, amigo que foi meu maior incentivador para eu escrever um livro com os relatos da África. Demorou para sair, saiu diferente do primeiro que fizemos juntos e não publicamos, mas tem sua energia aqui também, e quem sabe o outro livro também ganhe o mundo em algum momento. Agradeço a Leandro Marcondes, por me ajudar a trazer o invisível para a materialização visível com mais consciência.

Agradeço a vocês, amigas, Mônica Espindula, que com suas conexões espirituais me auxilia em tomadas de decisões importantes, e Lara Ely, por ter sido a única pessoa que leu o material preliminar e me auxiliou com seus comentários. Agradeço a Bia Valle, por toda a parceria para fazer este livro ganhar o mundo. Sem vocês, e tantos outras pessoas que me auxiliaram, não estaríamos lendo estas páginas.

Evitarei citar mais nomes para não ser injusta com ninguém, pois há muito mais gente que eu poderia agradecer por tamanha importância que tem em minha vida e, por consequência, na contribuição com este livro. Mas se já nos encontramos, direta ou indiretamente, sintam-se tocados em seus corações, e recebam meu agradecimento mais sincero por fazerem parte da minha existência. Há pessoas que agradeço não só por estarem comigo neste tempo da vida atual, mas também em outras existências, transcendendo tempos e espaços.

Sou eternamente grata à família a que pertenço e à família do Mauro, que me acolhe com o mesmo carinho. Por mais que meu senso de ser livre me conduza por caminhos que nem sempre sejam próximo de vocês, saibam que sou grata pelo simples fato de estarmos juntos nesta jornada.

Agradeço profundamente a Ananda, minha filha amada, por ter me dado o privilégio de ser o portal para sua chegada à Terra. Agradeço a Mauro, por compartilhar a missão de receber a Ananda, além de todo o amor, o companheirismo, de todas as aventuras e o crescimento que tivemos juntos ao longo de tantos anos, passando por tantos países e continentes. Muito do que vivi e que compartilho no livro, foi possível por estarmos lado a lado.

Que todos e cada um de vocês que fazem parte de mim recebam meu amor, meu abraço e minhas melhores energias em seu coração, onde quer que estejam.

Eu agradeço, eu agradeço, eu agradeço!

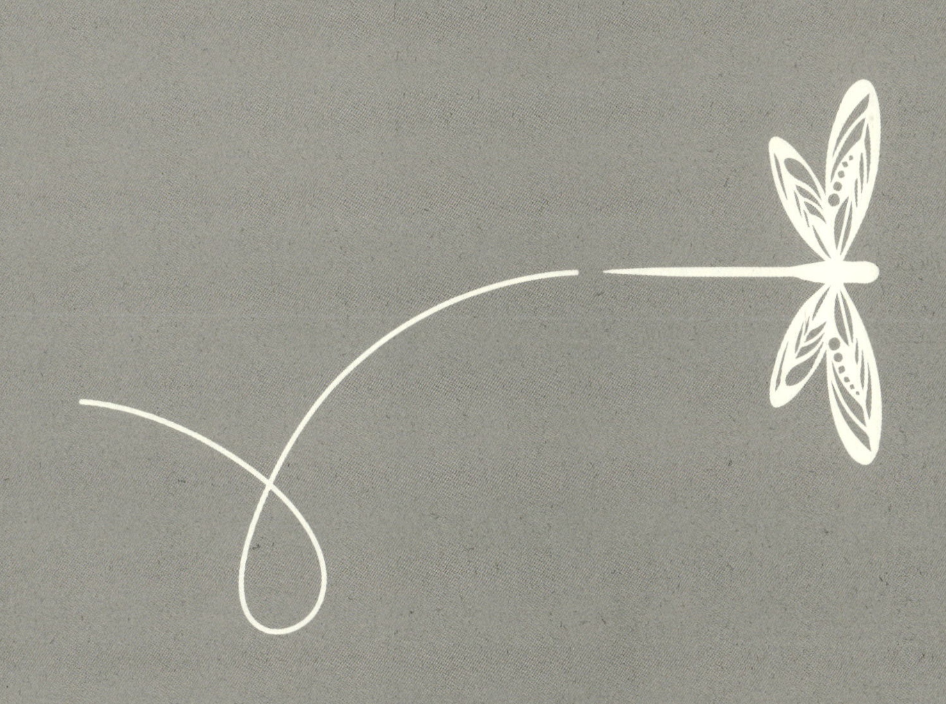

Sumário

Prefácio
DE CAL JUNIOR

ANA LIVI, LIVRE, LEVE... LUZ!

Conheci a Ana Livi em um dos momentos mais difíceis da minha existência terrena. Estava em uma crise existencial profunda que afetava as minhas atividades diárias. Decisões precisavam ser tomadas, e eu ainda era afetado diretamente pelo resultado de uma crise planetária. Os desafios que eu enfrentava, tornaram *a pausa* uma necessidade, e procurar ajuda era a única solução. Foi o que fiz e, no meio dessa turbulência, fui presenteado com a presença de Ana Livi pelos meus dois sócios e irmãos, Cleyton Ogura e Arthur Minozzo, que estavam fazendo um tratamento e me sugeriram que eu também o fizesse.

Confesso que, na hora, não compreendi o escopo do trabalho da Ana, mas percebi que era algo bom, pois estava fazendo bem aos meus irmãos e a busca do conhecimento era, certamente, minha salvação. Conversamos e decidimos fazer um pacote coletivo, em que o tratamento seria na mesma direção e assim seguimos juntos. Sou eternamente grato por este presente. No meu primeiro contato com a Ana, aprendi sobre o seu trabalho e me conectei na mesma hora. Poder falar sobre o invisível, o espírito, a eternidade e sobre vidas além da nossa visão terrena foi imprescindível para este reencontro.

Compreendi que o autoconhecimento se equaliza com a busca do visível e do invisível. Eu precisava desse equilíbrio, e a Ana Livi poderia me conectar com o mundo invisível. E, juntos, poderíamos desbravar o conhecimento que me possibilitaria seguir no crescimento da minha existência. Assim iniciei meu tratamento, e uma grande admiração foi reascendida com o antigo encontro que aconteceu naquele momento; o que desafiou a minha a compreensão do tempo.

Em uma de nossas práticas de rotina, a Ana me falou de seu livro e que gostaria que eu escrevesse o prefácio. *Incrível!*, pensei e aceitei imediatamente. Porém, após alguns instantes entre a liturgia do convite e o meu imediato aceite, ela me disse que eu teria três dias para entregar. Compreendi a responsabilidade do momento e aqui estou eu, relendo este texto, para cumprir o desafio de fazer parte da história de Ana.

Meu tratamento com a Ana avançou de acordo com o tempo que passávamos trabalhando. Os atendimentos virtuais que realizamos não tinham uma regra nem roteiro: eu falava, falava e a Ana seguia o caminho que surgia nas palavras que eu compartilhava. Juntos, encontramos muitas "travas" energéticas que racionalmente eu reconhecia, mas das quais não sabia me libertar. Desatar os bloqueios invisíveis se transformou na nossa missão inicial, e, aos poucos, fui sentindo o efeito do trabalho.

Minha confiança já existia, mas a comprovação prática na minha relação de trabalho com Ana foi uma construção com bases sólidas, independentemente dos meios. O convívio digital para tratar do espiritual foi uma experiência incrível. Viver o invisível por meio da tecnologia visível criada pelo ser humano é o magnifico desse processo que a Ana desenvolve. Sou prova concreta das soluções e da certeza de que devemos encarar o encontro com os mundos visível e invisível como parte primordial da nossa evolução, por isso acompanhar e participar da propagação do conhecimento apresentado neste livro é, para mim, o passo necessário para que outras vidas terrenas se preencham com o autoconhecimento espiritual.

Ana Livi apresenta, através deste canal de comunicação, muito da generosidade que a faz tão especial. Ela nos mostra como tratar o invisível como realidade na vida é uma busca que a humanidade precisa reconhecer. Praticar a cura não é uma via de mão única e, sim, algo que deveria abranger todas as esferas que compõem a nossa existência. O conhecimento nos liberta; e esta é a maior oferta que você recebe das palavras da Aninha. Ser livre dos paradigmas que nos limitam é uma escolha que você pode tomar, e que iniciará um novo momento em sua vida.

Ana é insaciável em sua busca prática do conhecimento, e absorver o que será exposto é o caminho que devemos seguir, pois sabemos Ana Livi vive sua missão. Ela vive a prática do conhecimento e experiencia, juntamente as pessoas que acompanha, os resultados de sua orientação.

Eu sou uma dessas pessoas que receberam conhecimento com Amor. E mesmo assim ainda me pergunto: por que resistimos tanto em encarar a própria verdade? Por que seguimos escolhendo a ignorância perante a oportunidade da lucidez? Por que temos tanta dificuldade em compreender a nós mesmos? Essas questões são alguns dos pontos que definem este livro como base de informação e compreensão para tantas outras questões que nos atrasam em nossos desenvolvimentos e na busca pela cura e evolução.

Com uma escrita leve que expõe em palavras a autora, mostrando toda sua capacidade de levitar perante os olhos do desconhecido, este livro é um verdadeiro convite para o prazer libertador do autoconhecimento. Ana Livi descobriu a fonte e, durante sua procura, encontrou o conhecimento que agora nos é presenteado. Conheço o impacto deste presente; fui e estou me curando diariamente. Sinto em toda minha existência a verdade que emana das palavras aqui escritas.

Então gostaria de me dirigir a você, leitor, neste momento, desejando que, você possa ser abençoado pela luz que a inspirou nesta jornada. Que todos aqueles que sentem vontade de se aventurar na reflexão sobre ser livre recebam esta singela e grandiosa contribuição da Aninha, e que você seja agraciado com a sabedoria que a guiou e que guia a tudo e a todos com muito Amor.

Seja bem-vindo. E liberte-se!

Cal Gonçalez Junior

Fundador e presidente Da *Ô Amazon*, diretor geral do Instituto Reação Natural, amante dos animais e da natureza e um ser incansável na busca de um mundo melhor.

Carta à Madame Blavatsky

Querida Madame Blavatsky,

Senti que era necessário tê-la comigo nas páginas deste prefácio.

Sob uma perspectiva linear, mais de cento e trinta anos separam seu desencarne (1891) dos dias de hoje. No entanto, sob outras perspectivas muito mais interessantes, não há separação. Você e sua obra estão mais vivas do que nunca.

Senti que precisava aprofundar a busca por informações sobre você enquanto escrevia este livro. Eu cheguei a me emocionar ao me deparar com relatos, registros e histórias que, independentemente da veracidade, fizeram com que eu adentrasse suas aventuras.

Encanta-me imaginar que o mundo tenha sido esse que você teve a oportunidade de ver, em uma época em que os deslocamentos eram restritos, ainda mais para uma mulher. Assim como me encantam as histórias dos grandes desbravadores do mundo, as suas me fascinam. Entre tantos viajantes, mercadores e descobridores cujos feitos temos registros, é possível perceber que todos têm em comum a busca por si próprio, disfarçada pela conquista de povos, riquezas e territórios.

Você, porém, não precisou de disfarces. Não camuflou suas intenções, não se iludiu. Tanto que, ainda jovem, de acordo com as histórias contadas, teria aceitado o convite de se entregar a uma vida de serviço. Conduzida e acompanhada por egrégoras superiores dos Mestres Ascensionados, dedicou-se a integrar e revelar conhecimentos das origens da sabedoria do mundo.

Não que você tenha apresentado algo inédito à Humanidade. Nada é. Na verdade, o maior sucesso de nosso futuro será o resgate da origem, quando percebermos o passado como um tempo que não é anterior ao presente. O ontem está contido e integrado na existência do hoje – ainda que estejamos contaminados pelas impurezas temporais que nos afastam da atemporalidade da existência.

Há histórias sobre você que retratam personalidades bem diferentes. Não é possível ter provas da veracidade delas, talvez nenhuma seja fiel aos fatos de sua vida. Talvez, no seu íntimo, você tivesse outras camadas jamais reveladas. Há inúmeras contradições e tendenciosidades. No entanto, não há dúvidas de que, ao longo da vida, você buscou desvendar os mistérios do Universo.

Por essa razão, sinto grande admiração por você. Ainda hoje, você segue pioneira e atual – até porque o conhecimento e a sabedoria aos quais teve acesso transcendem tempo e espaço.

Você é uma desbravadora dos mundos visíveis e invisíveis. Mundos que seguem velados para grande parte da Humanidade. Seu legado influenciou muitos expoentes das artes, espiritualidade, ciência e política no decorrer de todos esses anos.

Você transcendeu o tempo e o espaço da sua própria existência encarnatória como Helena P. Blavatsky, indo muito além da personagem que estava representando. Uma mulher que não mediu esforços pela busca da sabedoria e que, de acordo com os relatos disponíveis, teve grande amparo de seres iluminados e dispunha de faculdades mediúnicas e paranormais significativas.

Escrevo a fim de compartilhar certa inquietação em relação a seu legado e às manifestações do mundo atual. Sinto que, por mais que sua obra tenha ganhado visibilidade e seus textos sido traduzidos em tantas línguas, pouca prática se vê dos profundos aprendizados ali contidos.

Minha inquietação aumenta quando percebo que o mesmo acontece com as obras de tantos outros seres que, como você, entregaram inestimável valor à Humanidade, que, por sua vez, não reconhece essa grandeza. Você é apenas um exemplo que reforça nossa incapacidade de nos abrir para o encontro com o mais profundo do nosso ser.

Por que resistimos tanto em encarar a própria verdade?

Por que seguimos escolhendo a ignorância perante a oportunidade da lucidez?

Por que temos tanta dificuldade em compreendermos a nós mesmos?

Quando me deparei com o material deixado por você e descobri que datavam do final do século XIX, não contive a tristeza. Parece que, em relação ao nosso entendimento do Universo, os séculos passam e não saímos do lugar. Ainda hoje, com tantos recursos e acesso ao conhecimento teórico de tantos mestres, seguimos perdidos na ignorância de nossa própria natureza. Continuamos ignorando que o maior mestre de todos sempre existiu dentro de nós e, ao mesmo tempo, em todos os lugares. Também duvidamos do mundo invisível como se ele fosse uma grande ameaça. E nos emaranhamos nas limitações do personagem que estamos representando, abrindo mão de sermos livres.

Não sei em quais circunstâncias você recebe este texto, mas isso não importa. Quero que receba em sua alma meus sinceros agradecimentos por ter sido quem foi e por ser quem é. Por ter aberto caminhos. Por ter revelado mistérios. Por ter aproximado tantas pessoas direta e indiretamente, consciente e inconscientemente, à conexão com a eternidade.

Esta carta é para você, Madame Blavatsky, mas também faz parte do prefácio deste livro que escrevi. Então gostaria de, se me permite, dirigir-me ao leitor, desejando que, na jornada que vamos percorrer nas próximas páginas, possamos ser abençoados pela mesma luz que a inspirou. Que todos aqueles que sentem vontade de se aventurar na reflexão sobre ser livre recebam minha singela contribuição inspirada em seu legado. Que sejamos agraciados pela sabedoria que a guiou e que guia a tudo e a todos com amorosidade, sempre.

Um abraço fraterno, com afeto e admiração,

Ana Livi

Introdução

Levei quase quarenta anos para entender de maneira consciente que minha maior busca sempre foi *ser livre* – e talvez esse seja o desejo inconsciente de todos nós. Hoje, acredito cada vez mais que todas as pessoas estão conectadas pelo anseio profundo de *ser livre*. Afinal, o movimento mais desafiador da vida se traduz na conquista da plena liberdade. Mas queremos ser livres de quê? A que estamos presos?

Seria maravilhoso se pudéssemos ser e viver livres de fome, frio, sede, sujeira, condições de vida precárias, abuso, violência, guerra, miséria e de tantas outras adversidades e brutalidades que fazem parte do nosso cotidiano. Há quem diga que deseja se libertar de uma relação tóxica. Outros dirão que precisam se liberar de doenças ou da pobreza material. Há populações que vivem oprimidas por governos autoritários e anseiam por liberdade política. Há o aprisionamento como punição por um ato ilegal ou por descumprimento de padrões culturais e religiosos rígidos e/ou restritivos.

Ser livre, para uns, pode parecer uma tarefa fácil. Afinal, se ser livre fosse não estar preso, muitos de nós seríamos livres. Se ser livre fosse ter dinheiro para fazer qualquer coisa na vida, as poucas pessoas no planeta que acumulam riquezas materiais o seriam. Se ser livre fosse dizer o que se pensa na hora que se quer, todas as pessoas com perfis nas redes sociais se incluiriam nessa categoria. Será, porém, que ser livre está relacionado somente a isso? Será que viver livre das grades, em relações e relacionamentos saudáveis, acumular riquezas e ter uma mídia que nos permita publicar ao mundo qualquer coisa nos faz, de fato, livres?

A lista que alimenta o desejo, seja ele individual ou coletivo, de liberdade ante tantas situações adversas, horrorosas e sofridas tem motivos óbvios e explícitos. Ao mesmo passo, também é evidente e imprescindível a necessidade de construirmos um mundo sem tantas amarras, violências, prisões, guerras, falta de diálogo nas relações, desrespeitos e brutalidades. No entanto, pergunto: o que essa realidade tão comum e normalizada tem a nos dizer?

Tratando-se do aspecto material, é claro que enquanto ainda formos consumidos pelo risco de não sobrevivência e de ataques à nossa vulnerabilidade física, a vida financeira sempre será nossa prioridade, e esse é um dos grandes desafios atuais. Por vivermos imersos em uma realidade em que a maioria das pessoas vive em situações de desigualdade profunda, os aspectos sutis da vida são postos em segundo plano.

No todo, porém, a verdade é que, sejam por aspectos físico-materiais ou sutis-abstratos, a ânsia pela liberdade permeia a vida de cada um de nós. Independentemente da motivação de cada ser, vivemos, de maneira consciente e inconsciente, para suprir o vazio por liberdade que nos consome. No entanto, se o instinto e o anseio nos movem rumo a ela, por que não somos efetivamente livres?

COMO CHEGUEI ATÉ AQUI?

Há um movimento síncrono no universo que nos guia e direciona. Descobri que alguma força me levou a muitos cantos do mundo e, aos poucos, fui entendendo a importância dessas andanças. Às vezes, a vida dá voltas enormes e é cheia de surpresas – e é por causas delas que estou aqui.

Saber aonde se quer chegar e ter objetivos na vida é muito importante. Focar as metas e as missões de vida é fundamental para concretizar sonhos. No entanto, agradeço por ter me sido permitido viver, à beira dos meus 20 e poucos anos, o inesperado e me jogado no desconhecido, mesmo sem saber aonde me levaria.

Na época da conclusão do curso de Arquitetura e Urbanismo (2007), não via muitas perspectivas que me agradassem no exercício regular da profissão em Porto Alegre, cidade em que nasci, cresci e me formei arquiteta. Ter vivido na Europa entre 2005 e 2006, um pouco antes de me formar, ampliou meus horizontes, mas ainda assim não sabia qual caminho trilhar.

A universidade me ensinou que a arquitetura é trabalhosa. Para mim, a graduação foi um processo difícil e cansativo, fase em que vivenciei ciclos internos intensos. Passei noites em claro, fiquei doente e chorei porque me sentia incapaz. Quis fugir a cada semestre, mas consegui concluir o curso motivada por uma força inexplicável. Hoje, sou grata por não ter desistido, pois uma nova realidade se abriu para mim. Construindo e projetando edifícios, conheci o mundo, descontruí meus conceitos e ganhei asas.

Por muito tempo, questionei meu papel dentro da arquitetura. Hoje, tenho clareza de que o mais importante é ter compreendido a arquitetura dentro de mim. Ao ressignificar minha relação com essa profissão, mergulhei no meu ser: redescobri minha humanidade, me descobri divina e me reconheci em permanente construção. Entendi, de modo irremediável, a força da vida.

Hoje, vejo como se cada um de nós vivêssemos nossa própria e única arquitetura do *ser*. Cada um de nós vive em um estágio da própria construção. Independentemente da idade, podemos estar em estágios diferentes da nossa evolução pessoal. Percebo que alguns passam a vida inteira sofrendo de infiltrações, mofos e problemas estruturais no espírito. Há outros que, mesmo sem fundações sólidas, estão preocupados com os acabamentos. Há aqueles que passam a vida em reformas, sem nunca estar satisfeitos ou usufruir da obra finalizada.

No entanto, a arquitetura do *ser* mostra que nossa construção é trabalhada dia a dia. Conscientemente ou não, vamos nos construindo e (re)construindo. Entendo que cada vivência, situação, pessoa, lugar ou conteúdo que interagimos em nossas vidas representam um novo elemento na nossa constituição como seres livres e reconectados.

A prática da arquitetura me levou à Libéria, ao Sudão do Sul e à Ruanda, todos países da África. Foi onde sacudi minhas crenças, despedacei meus conceitos, questionei minhas percepções e iniciei um processo de redescoberta interna muito profundo que sinto não ter fim. Entre 2007 e 2012, em meio a idas e vindas, vivi e trabalhei nesses países. Primeiro estive na Libéria (2007-2008), atuando como supervisora na construção de edifícios escolares e infraestruturas sanitárias para comunidades de refugiados. Depois, fui ao Sudão do Sul (2008-2009) onde tive responsabilidades semelhantes e atuei em ambas as oportunidades junto ao Serviço Jesuíta aos Refugiados (JRS).

Depois dessas duas experiências, quis conciliar a prática com a teoria, e iniciei um mestrado, pondo um intervalo na minha experiência no continente africano. Cursei o programa de dupla diplomação Mundus Urbanos em Cooperação Internacional e Desenvolvimento Urbano, com ênfase em Arquitetura Sustentável de Emergência. Cursei o primeiro ano em uma universidade da Alemanha e o segundo, em uma da Espanha.

Em 2012, como requisito do estágio obrigatório do mestrado, voltei à África por mais três meses ao ocupar uma das duas vagas no Fundo das Nações Unidas para a Infância (Unicef) em Ruanda. O mestrado acelerou um processo de crise interna que já tinha iniciado no Sudão do Sul, por desencadear em mim sérios questionamentos sobre o modelo da ajuda humanitária que estava presenciando. Além disso, ao interagir com colegas de tantos lugares do mundo percebi que, não importa continente ou país, havia problemas que afligiam pessoas de inúmeras cidades e que as teorias urbanísticas não conseguiam resolver.

Comecei a questionar sem parar os problemas do mundo, e também de que forma eu gostaria de contribuir com prováveis soluções.

Buscando respostas, fui conduzida ao Oriente. Afinal, o Sol nasce no Oriente e, por isso, dizem que a Luz vem de lá. Aos pés dos Himalaias e nas margens do Rio Ganges, fui profundamente afetada por processos que me convidavam a adentrar meus mundos internos.

Na construção do meu ser, tenho tijolinhos de uma infinidade de pessoas. Sou fruto da contribuição de histórias e seres que cruzaram meu caminho. Sinto que por minhas veias circula sangue com águas dos rios Nilo, Ganges, Negro e das lágrimas salgadas de tantas pessoas. Meus ossos são formados das pedras dos Himalaias, do Egito e de Petra, na Jordânia. Meus músculos se alongaram e se contraíram entre as múltiplas realidades que vivi. Meu cabelo é liso e crespo, longo e curto, sou careca também. Sou saudável, forte, tenho coragem. Adoeço, sou vulnerável, tenho medo. Falo português, sobrevivi por conta do inglês, me viro no espanhol, esqueci o italiano, não consegui aprender alemão, mas descobri que comunicação não depende de língua, e sim do coração.

Aqui, você encontrará um pouco de como me construí. Contarei a história de alguns tijolos que compõem minhas paredes. Contarei como janelas e portas se abriram para que mais luz adentrasse meu interior. Contarei como desastres naturais danificaram minha estrutura e como a reconstruí. Compartilharei meu processo, minhas descobertas e minhas percepções.

Somos colegas na obra da vida e podemos aprender juntos com as experiências uns dos outros. Podemos contribuir positivamente com a construção de obras individuais e fortalecer, assim, a construção de obras coletivas. Na vida, não há áreas de descarte ou de despejo de resíduos. Somos responsáveis por gerir o que produzimos, ressignificando e incorporando à nossa obra.

Hoje, mais do que nunca, tenho a convicção de que um mundo melhor não deve ser construído de fora para dentro, mas única e exclusivamente de dentro para fora. Este mundo melhor com o qual tanto sonhamos está adormecido dentro de nós. Mas, mesmo que seja um processo individual e intransferível, dificilmente é solitário, já que inclui tantas pessoas. Pessoalmente, tive a sorte de ter meu companheiro Mauro comigo em boa parte das aventuras. Nos conhecemos em Porto Alegre em 2003 e, como namorados, iniciamos uma expedição pelo mundo. No meio do caminho, na Índia, em 2012, nos casamos e, com o nascimento de nossa filha, Ananda, nos tornamos uma família maior em 2016.

Neste livro, compartilho descobertas, reflexões, questionamentos e, principalmente, ferramentas que conheci ao me aprofundar nos estudos de técnicas energéticas e espirituais enquanto buscava autonomia para lidar com as minhas dores e apreciar tudo que vivi. Com bastante dedicação, ampliei meu entendimento das técnicas e encontrei caminhos que podem ajudar você a compreender como o próprio corpo e a trajetória de vida expressam mensagens poderosas sobre a busca de cada um para ser livre.

Trago conteúdos práticos que apliquei durante meu processo de aprofundamento de conexão interna. Ao longo do texto, também incluí seções especiais que estimulam instantes de autoconsciência e autorreflexão por meio de questionamentos e provocações. Todos esses elementos nos levam a um mundo invisível que me fascina, pois nos leva a olhar o comportamento humano. Atualmente, vivo imersa, aprofundando minha compreensão das interações entre o visível e o invisível e entre o consciente e o inconsciente – considerando como constroem a realidade que vivemos.

Nas próximas páginas, convido você a compartilhar reflexões para que possamos, juntos, investigar origens, desativar memórias indesejadas, reconhecer conexões importantes nos corpos e, principalmente, saber como nos tornamos livres.

Será uma honra saber como nossas histórias se encontram.

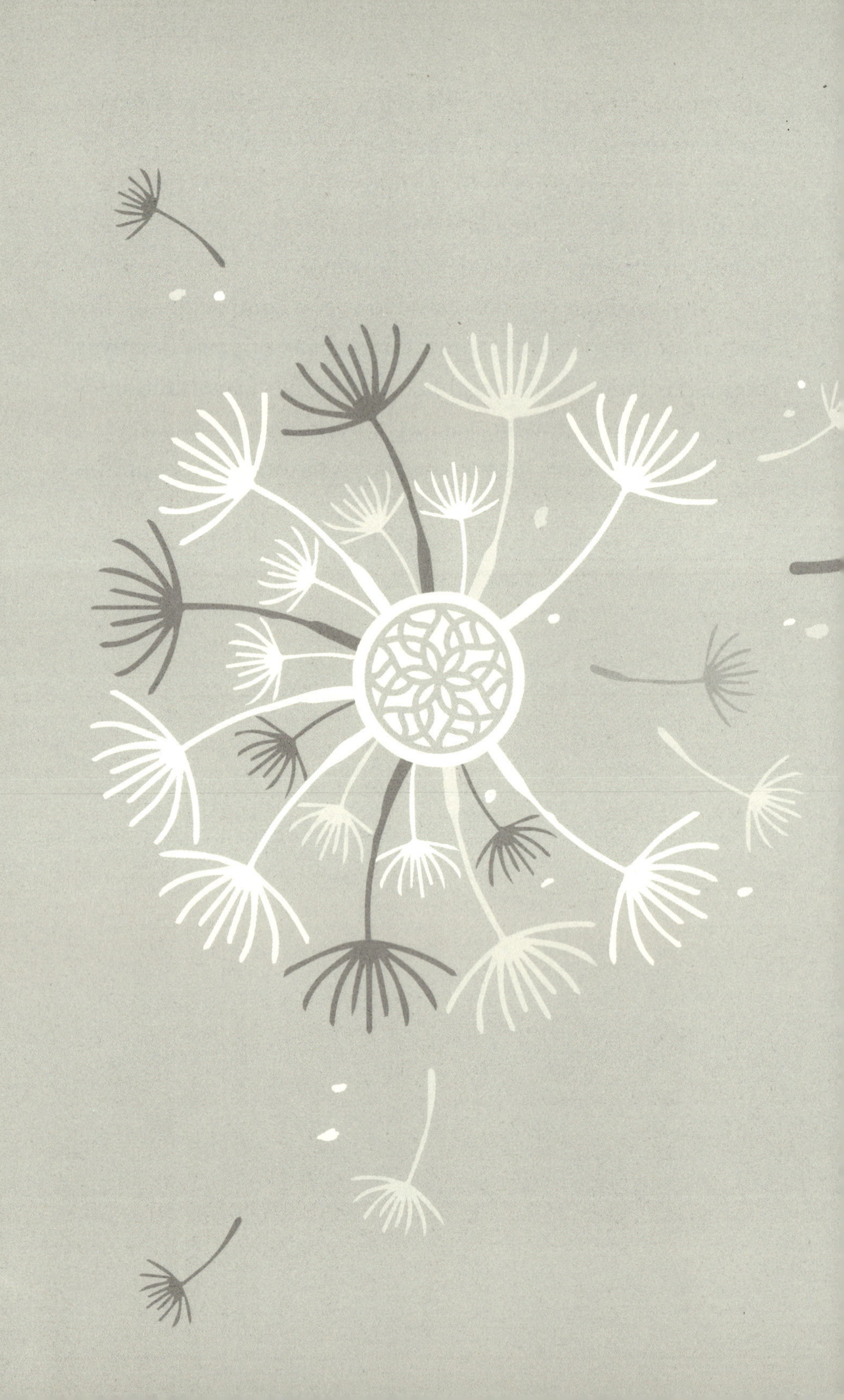

I

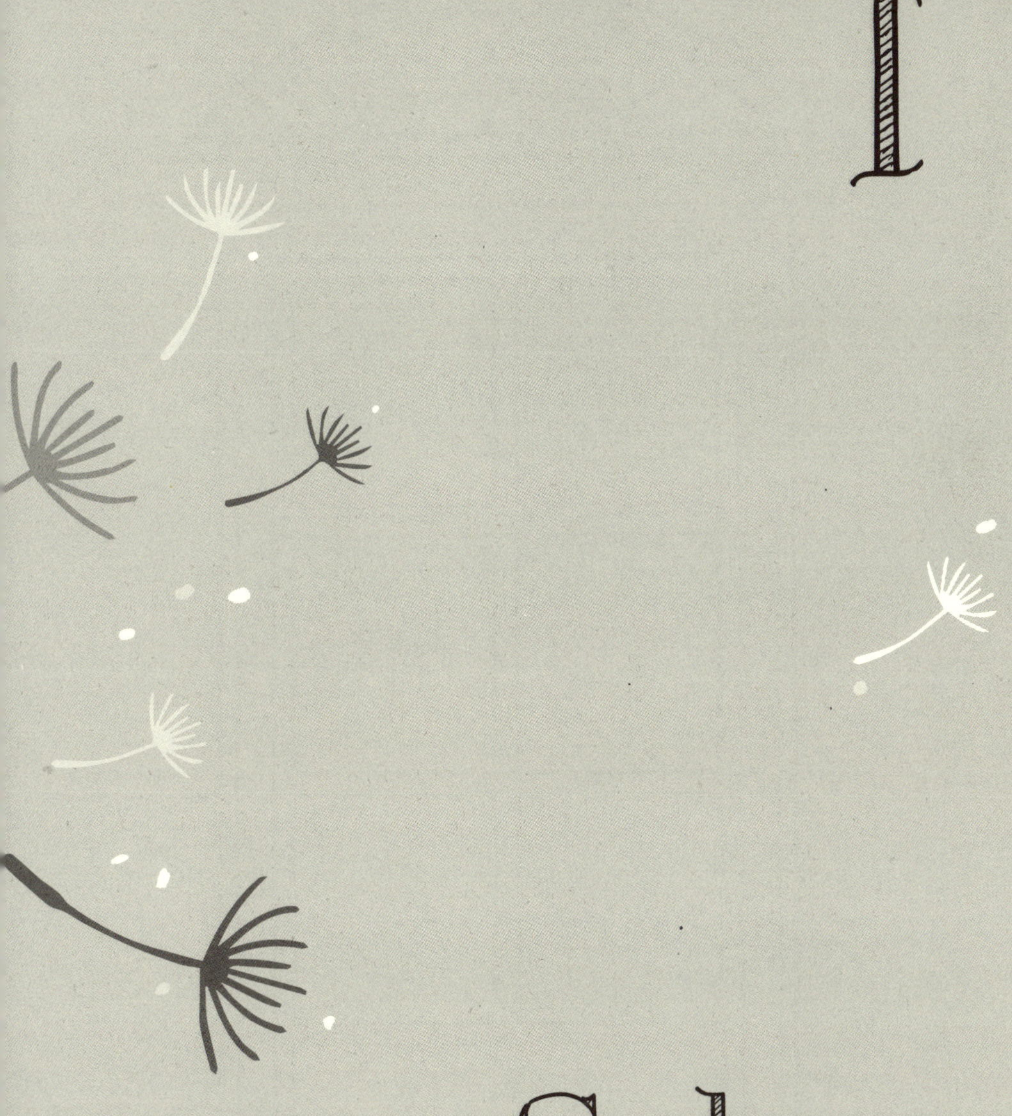

Sobre ser livre

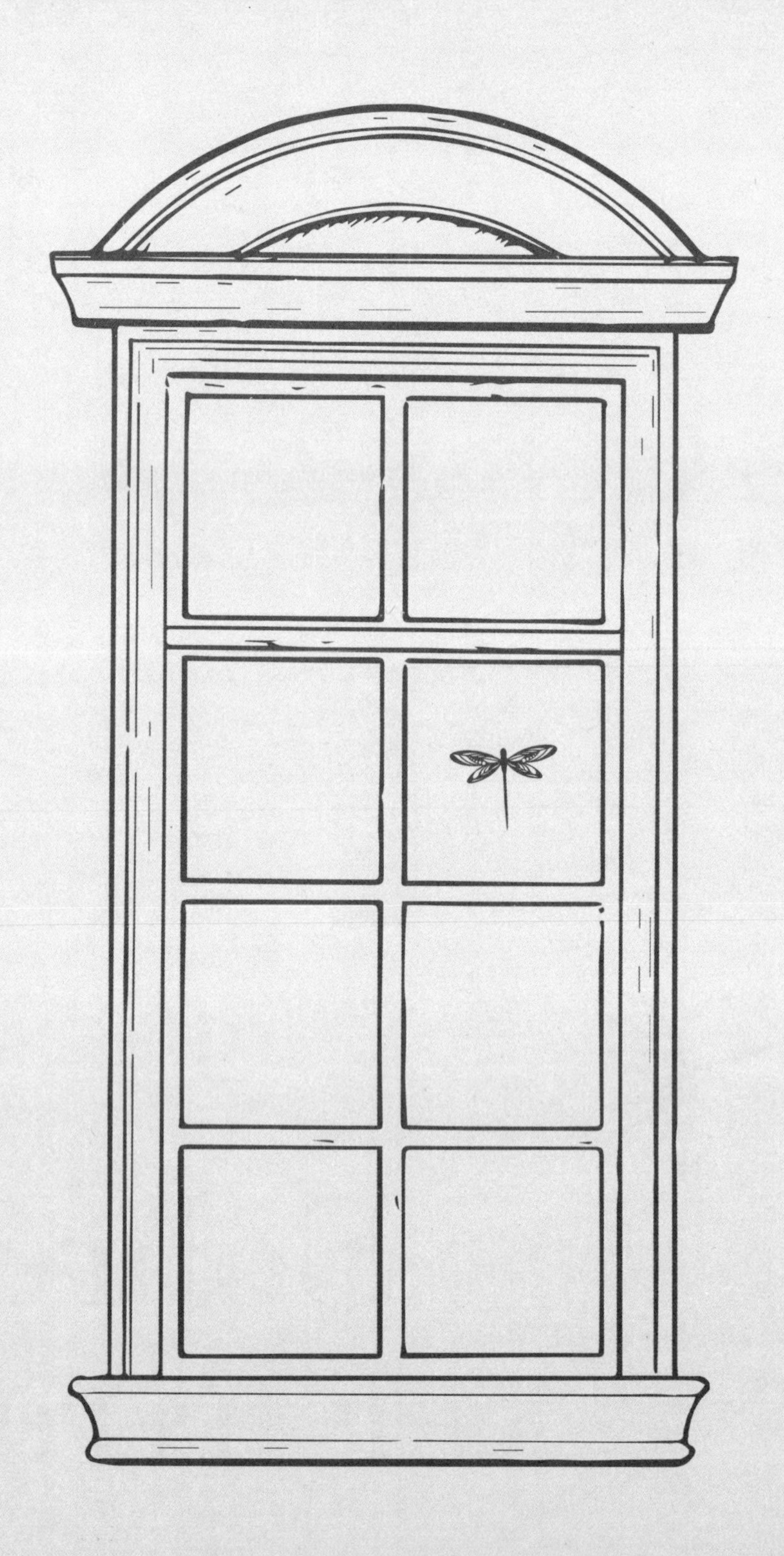

CHOVE LÁ FORA. DE REPENTE, O SOL SE LIVRA DAS NUVENS E BRILHA MAJESTOSAMENTE. E, ENTÃO, A CHUVA VOLTA, VINDA DE OUTRA DIREÇÃO. COMO QUE EM UMA DANÇA, CHUVA E SOL CONVIVEM NO CÉU.

ÀS VEZES, PRECISAMOS MUDAR A DIREÇÃO PARA ONDE ESTAMOS OLHANDO. SE, DE UM LADO, VEM A TEMPESTADE, DO OUTRO, PODE VIR A CALMARIA E O CALOR DO SOL. COM FREQUÊNCIA, PODEMOS ESCOLHER ONDE FOCAR. NO ENTANTO, NEM SEMPRE APROVEITAMOS A OPORTUNIDADE DE DESFRUTAR DO TEMPO BOM.

OUÇO A LIBÉLULA INSISTENTE BATENDO NO VIDRO DE UMA DAS JANELAS. TESTEMUNHO SUA BATALHA HÁ DOIS DIAS. ALI ELA SEGUE SE DEBATENDO. COM TANTAS OUTRAS PORTAS PARA SE LIBERTAR, POR QUE INSISTIR ATÉ A MORTE EM UM CAMINHO BLOQUEADO?

PERCEBO QUE AJO DA MESMA MANEIRA.

EM UMA ESCALA DIFERENTE, IGNORO A IMENSIDÃO DO UNIVERSO E AS OUTRAS POSSIBILIDADES DE FUGA. INSISTO EM CERTAS QUESTÕES COMO A JANELA FECHADA QUE NÃO VAI SE ABRIR. INSISTO EM COISAS COMO A BARREIRA DE VIDRO QUE NÃO VOU CONSEGUIR TRANSPOR.

EM VEZ DE TOMAR CONHECIMENTO DO TODO, ME PERCO NA PEQUENEZ DO OBSTÁCULO E NAS NUVENS CINZENTAS DA TEMPESTADE.

CAPÍTULO 1

Sobre escolhas e ser escolhido

Por que os desejos coletivos de liberdade, paz, prosperidade, amor e justiça não regem a vida do planeta? Por que experienciamos a vida em contradição com os nossos desejos e anseios conscientes?

Os aspectos destrutivos manifestados na esfera macro e coletiva têm como origem cada ser que habita este planeta. Os aprisionamentos externos como relacionamentos tóxicos, dificuldades financeiras, brigas familiares etc. são apenas sintomas de aspectos mais profundos, consequência de aprisionamentos internos como abandonos, rejeições, abusos e medos que estão escondidos nos porões de nosso inconsciente.

Quer dizer, então, que o que afirmamos desejar viver em nossa vida e as informações que temos registradas em nosso inconsciente vivem em desarmonia e desacordo? Normalmente, sim. E mais: o inconsciente sempre tem razão e será o responsável pela materialização do que de fato vivemos. Você pode fazer o que quiser com práticas e afirmações que parecem conduzir a um resultado desejado, mas, caso seu inconsciente insista em levá-lo para o lado contrário, você dificilmente atingirá seu objetivo.

Então como transformar minha vida? Como mudar o mundo? Sei reconhecer que estou estagnado e preso em tantas questões, mas como sair delas? Como viver relações mais nutridoras? Como ter um corpo saudável? Como ter conforto financeiro? Como alinhar ações conscientes ao inconsciente? Como ser livre?

Entenda que respostas prontas não existem, mas o modo como vivemos e encaramos a vida é uma resposta de como estamos lidando com o equilíbrio entre nossos aspectos conscientes e inconscientes. Ninguém chegará e contará a você o segredo da plenitude, pois é um estado a ser atingido naturalmente e de formas diferentes por cada um de nós. A plenitude transborda quando as peças de um quebra-cabeça único e exclusivamente seu se encaixam. A vida é uma jornada e existe um fluxo que nos conduz por ela a cada instante de nossa existência.

LIBÉRIA: "TERRA LIVRE"

Com a oportunidade de ir para a Libéria em 2007, país na costa oeste do continente africano, eu não cabia dentro de mim de felicidade. O sonho de viver um ano mais incrível que aquele em que visitei a Europa em 2005 estava prestes a se concretizar. As experiências, por serem tão distintas, não poderiam ser comparadas, embora ambas fossem fantásticas e expandissem drasticamente meus horizontes no auge dos meus 20 e poucos anos.

Tudo isso aconteceu quando Mauro, então meu namorado, encontrou uma vaga de estágio para a conclusão do seu curso de mestrado. Para nossa surpresa, buscavam também alguém para a área de construção e, assim, tive a chance de ir junto. Embarquei rumo àquele novo ciclo de desconstrução de tudo que já tinha construído, das verdades e das certezas da minha visão de mundo.

Eu me sentia conectada até com o nome e a história do país. A Libéria é um dos poucos países da África subsaariana sem raízes na colonização europeia ocorrida com seus vizinhos. Seu território foi adquirido por uma organização privada chamada Sociedade Americana de Colonização, a qual, entre 1821 e 1822, organizou a ida de negros livres ou que haviam sido libertos da escravatura nos Estados Unidos para aquelas terras. Em 1824, recebeu o nome de Libéria, do latim "terra livre". Uma história única no continente africano.

Mas, infelizmente, os impulsos, os desejos e os anseios por liberdade nem sempre se manifestam como processos nobres, pacíficos e verdadeiramente libertadores. Sem entrar nos pormenores políticos, reflito sobre as histórias que escutei e li, assim como os fatos que experienciei na vida cotidiana de quando passei dez meses na Libéria, entre 2007 e 2008.

Em 26 de julho de 1847, a população américo-liberiana declarou sua independência, tornando-se o primeiro país africano a fazê-lo. A construção do novo país teve como base parâmetros e referências dos Estados Unidos, desde os símbolos nacionais até a própria Constituição. Até 1904, de maneira discriminatória e opressora, as populações autóctones foram excluídas da cidadania e, com isso, uma série de eventos compôs o quadro de instabilidade e revolta que se transformou em sangrentos conflitos armados internos entre 1989 e 1997, na primeira guerra civil, e entre 1999 e 2003, na segunda guerra civil.

Quando cheguei à Libéria, estava em vigor há quase um ano e meio o mandato de Ellen Johnson Sirleaf, a primeira presidenta da história do continente africano. Um acordo de paz tinha sido assinado em 2003, e as eleições ocorreram em 2005. Em teoria, o país estava estável, mas a situação, dada como pacífica naquele momento, era muito recente e controlada pela presença massiva de oficiais da Organização das Nações Unidas (ONU) em todos os níveis políticos e administrativos do governo. Quando foi instituída em 2003, a Missão das Nações Unidas na Libéria (UNMIL), a maior tropa de paz enviada pela ONU a um país, já estava instalada.

Deparei-me com um cenário em Monróvia, capital da Libéria, em que a criminalidade e a miséria geravam um clima tenso. Não apenas pelo risco do retorno do conflito, mas porque a população vivia em condições de muita vulnerabilidade. A maioria estava exposta a doenças, desrespeito e violência, principalmente mulheres e crianças. Além disso, faltavam oportunidades, havia dificuldade para obtenção de renda, inexistiam sistemas de saúde e educação e isso, consequentemente, gerava falta de perspectivas. Para agravar o cenário, boa parte da população jovem era constituída por ex-combatentes que tinham sido treinados desde cedo no contexto da guerra, da dor e da morte. As marcas visíveis e invisíveis do conflito estavam vivas e presentes no cotidiano.

A situação do país gerou atenção especial da ONU e de instituições governamentais e não governamentais de cooperação internacional, como a organização na qual eu trabalhava. Era nítido o abismo existente entre o modo de vida da população e o universo da cooperação internacional – e me chocou ver essa diferença de realidades tão explicitamente, sobretudo no cotidiano da capital liberiana.

A segregação era nítida e agressiva. Havia bairros inteiros em Monróvia com residências cercadas por altos muros e arames farpados, com seguranças armados, vivendo como se um ataque fosse iminente. Havia hotéis, restaurantes e supermercados nos quais a moeda corrente era o dólar norte-americano, com preços inacessíveis para a população local. Era literalmente o luxo (mesmo que com ar decadente) e o lixo convivendo lado a lado, cada um na sua realidade paralela.

As cicatrizes da recente guerra em Monróvia geraram grandes desconfortos em mim. Os muros cercados por arames farpados na casa onde eu estava, os seguranças armados no portão, os edifícios destruídos, as paredes perfuradas por marcas de balas, os escombros e a infraestrutura precária fizeram que eu me perguntasse por que, como Humanidade, escolhemos a guerra como caminho. Ali descobri que a guerra não acaba com o cessar-fogo nem com a assinatura de acordos de paz.

A guerra segue presente na memória dos lugares e das pessoas, mesmo quando oficialmente já acabou.

SERÁ QUE PARA SER LIVRE É PRECISO ESCRAVIZAR O OUTRO?

SERÁ QUE O CONFLITO ARMADO REALMENTE LIBERTA ALGUM POVO?

SERÁ QUE A DESTRUIÇÃO É CAPAZ DE CONSTRUIR A PAZ?

SERÁ QUE A LIBERDADE DE UM PODE DESRESPEITAR A LIBERDADE DO OUTRO?

ONDE COMEÇA E ONDE TERMINA A VERDADEIRA LIBERDADE DE CADA UM?

TODOS PODEMOS SER LIVRES?

LIBERDADE TEM LIMITE?

Eu não gostava de ficar muito tempo em Monróvia. Morava no interior do país, na cidade de Voinjama, a capital de outro condado, Lofa, muito próximo da fronteira com a Guiné. As condições de vida da população ali eram um pouco mais animadoras. A maioria das pessoas no interior vivia cercada por áreas de densas florestas e, por isso, tinha o suporte incondicional da natureza. Suas necessidades básicas de alimento, água, material para construção e demais infraestruturas, assim como a medicina, provinham do manejo das áreas florestadas e da prática da agricultura.

Foi impactante viver naquele lugar. A vida deixou de ser automática. O que era garantido e óbvio no mundo que eu tinha conhecido e vivido até chegar ali, desapareceu. Desde as necessidades básicas diárias até os desafios do trabalho, a vida ali pedia que os preconceitos fossem esquecidos.

Uma das experiências mais marcantes que tive na Libéria foi visitar comunidades cujos habitantes nunca tinham visto uma pessoa branca. Crianças de colo choravam desesperadamente e se agarravam às mães, assustadas e sem entender o que estavam vendo. As mulheres pediam para tocar meu cabelo e minha pele. Queriam sentir a textura do cabelo liso e da pele mais clara. Era uma sensação estranha e nova. Causei alvoroço nos vilarejos isolados. Quem estava nas proximidades vinha ver o que estava acontecendo.

Era indescritível a sensação de poder conhecer tais lugares naquelas circunstâncias, sentia que dois mundos completamente diferentes interagiam. Ao mesmo tempo, me enchia de questionamentos sobre os reais impactos da minha presença sobre tais comunidades isoladas. Por mais que soubesse que a globalização, eventualmente e cada vez mais rápido, fosse chegar a tais locais remotos, sentia que minha simples presença, o modo como sou, me vestia e falava já era o suficiente para potencializar conflitos internos, em especial nos jovens daquelas comunidades.

Visitei poucas comunidades isoladas a ponto de não terem interagido com pessoas brancas antes, foram duas ou três. No caso, uma delas foi ainda mais impactante por conta do acesso. Para chegar ao vilarejo, o carro foi deixado em um ponto da estrada e foi preciso uma breve caminhada até encontrar a margem de um rio. Para minha surpresa e admiração, atravessava-se o rio por uma ponte cujo piso era feito de cipós tramados com bambu, na qual só passava uma pessoa de cada vez. Após a ponte, havia mais um trecho de caminhada até chegar ao vilarejo. No caminho, me senti como se estivesse atravessando um portal que me impulsionava a um mundo paralelo e escondido, imerso na floresta, cercado pelo verde e pela vida.

POR QUE A LIBÉRIA?

Na verdade, a Libéria não foi uma escolha. Havia uma oportunidade ali.

A escolha foi sair do Brasil outra vez. A escolha foi acompanhar o Mauro pelo mundo e estar ao lado dele. A escolha foi o desafio de conhecer algo novo e, até então, inimaginável.

Quando voltei a Porto Alegre para concluir o curso de Arquitetura e Urbanismo, depois de viver praticamente um ano e meio na Europa, sempre me perguntava como poderia ter um ano mais incrível do que aquele em que tinha viajado por diversos países europeus. No quarto, as fotos da viagem decoravam a parede, o que, de certo modo, mantinha viva essa vontade de continuar me aventurando pelo mundo. No entanto, não sabia como poderia colocar isso em prática. Sabia apenas que precisava terminar a faculdade.

Um pouco antes da entrega do trabalho de conclusão do curso, surgiu a oportunidade de embarcar nessa aventura para a Libéria. Senti que era o meu caminho. Foi tudo muito rápido, menos de dois meses depois de saber da vaga, estava embarcando. Lembro que tentava imaginar, em vão, o que encontraria lá. Li uma série de materiais sobre a situação do país e sobre as origens da guerra, pesquisei fotos e notícias na internet. Conversei com futuros colegas de trabalho, que me contavam como era o escritório, o lugar onde viveríamos, como era a capital do país.

Era um contexto difícil de explicar para quem nunca tinha estado em lugares semelhantes àqueles. Estávamos indo trabalhar para o JRS, que acompanhava comunidades em campos de refugiados e de deslocados internos em períodos de conflito. Mas na Libéria, a organização atuava em um formato diferente, com comunidades de retornados, isto é, refugiados que retornaram aos países de origem, reiniciando suas vidas após longos anos de conflito. Por isso, os projetos de construção dos quais eu seria coordenadora faziam sentido. O JRS atendia a necessidade de construção de edifícios escolares e infraestrutura sanitária de apoio para essas pessoas.

A carência material era visível e generalizada. No entanto, a carência social, emocional e todas as esferas pessoais relacionadas aos traumas e à destruição da capacidade de realização das populações eram muito mais profundas e, infelizmente, não seriam resolvidas apenas com recursos financeiros. Compreender a complexidade da situação criou dilemas em mim. Minha visão de mundo se desconstruiu e começou a ser reconstruída, agora com novos elementos.

Mesmo sem nenhuma experiência prévia em ajuda humanitária, fomos contratados para assumir posições de extrema responsabilidade, nas quais tomamos decisões que afetavam centenas de vidas, incluindo organização financeira, logística, coordenação de equipes, gestão de projetos de construção e de assistência social etc.

Coordenar a logística dos projetos era um dos maiores desafios. As vias de acesso às comunidades eram precárias. O tempo de deslocamento chegava a três horas. Muitos dos materiais precisavam ser comprados em Monróvia e, durante as épocas de chuva, as estradas ficavam sem condições de tráfego e os abastecimentos eram interrompidos. Tínhamos quatro veículos à disposição que faziam mais de uma viagem por dia e, frequentemente, também aos fins de semana.

Enfim, eram muitos desafios agravados pela necessidade de entender o contexto desconhecido no qual estávamos inseridos. Ainda mais para mim, como mulher e jovem, assumindo um cargo de liderança no setor da construção civil, em que eu era uma absoluta exceção. Havia a barreira da comunicação, pois usávamos o inglês em nossas trocas e o idioma não era nem a nossa língua nem a das pessoas locais. Lembro-me de ficar exausta e de ter crises de choro por me sentir incapaz e sobrecarregada. Ao menos Mauro e eu tínhamos um ao outro e, juntos, decidíamos como dar o nosso melhor.

No entanto, apesar das dificuldades e inseguranças, aprendemos a viver o inesperado a cada dia. Frequentemente aconteciam situações novas e inimagináveis que nós éramos os responsáveis por resolver. Não tenho dúvida de que, para mim, foi um dos períodos mais incríveis que vivi. Hoje, olhando para trás, tenho certeza de que não fomos nós que escolhemos a Libéria, mas a Libéria que nos escolheu.

E, se você está aqui, acredito que este livro tenha escolhido você. Assim como minhas experiências pelo mundo me transformaram, espero que elas possam trazer um pouco de inspiração para sua transformação interna. Venha comigo.

Chegou a hora de mergulharmos juntos nos questionamentos sobre a vida e no processo de sermos livres. Antes, porém, preciso lhe fazer um convite importante.

MEU CONVITE A VOCÊ

Ao longo do nosso mergulho, é importante que você não se deixe ser conduzido apenas por sua mente racional-linear, mas que acesse seu sistema de inteligência e sabedoria mais profundo. Todos somos guiados por esse sistema conectado à sabedoria maior da natureza, da existência, ou do divino, como preferir denominar.

Não vem ao caso o nome que damos para a sabedoria dessa força inominável. Todas as palavras que temos em nosso vocabulário não são capazes de descrever a magnitude de tal sabedoria. E está tudo bem. Usamos palavras para comunicar ideias, mas usamos nosso sentimento para compreendê-las.

Talvez você esteja se perguntando como fazer isso. Como se deixar conduzir pelo que está além de sua mente racional-linear? Para começar, determinar um passo a passo ou estabelecer regras seria contrário ao processo de se soltar ao qual me refiro. Portanto, não existe receita nem boas práticas a serem seguidas, o exercício é se deixar guiar pelo próprio sentimento. A sugestão é evitar julgamentos e comparações, permitindo-se ir além de preconceitos cristalizados pelas experiências passadas.

Na vida diária, estamos representando personagens. Fazemos uso de ferramentas sensoriais em um corpo físico e interagimos com um mundo no qual cada um vivencia de maneira única a partir dos próprios filtros e das próprias experiências. Quanto menos aprisionados em nossos pré-conceitos estivermos, mais livres seremos.

Parece complicado? Parece tentar controlar o incontrolável. Leia este livro e sinta. Retenha tudo aquilo que ressoar em você. E vá além do apresentado aqui. Investigue. Vivencie. Faça uso do que faz sentido para você e libere o que não faz. Ao longo da vida, nosso senso de julgamento sobre verdades e mentiras mudam e, assim, crescemos e evoluímos, permitindo expandir nosso nível de consciência.

Sei que não sou dona de verdades e em nenhum momento quis ser. Trago minha perspectiva sob a ótica do que vivenciei e vivencio hoje. Se em algum momento me posicionar sobre um fato, saiba que estou totalmente ciente de que sempre será um posicionamento limitado pela minha própria consciência naquele momento.

Este livro serve para compartilhar o processo contínuo que vivencio, descobrindo a mim mesma e, consequentemente, o mundo ao meu redor. A partir de histórias reais minhas ou de pessoas que conheci, apresento espelhos para que você também possa se ver refletido em sua própria história.

Aprendi que, cada vez que me identifico com algum aspecto de outra pessoa, é bem provável que eu também tenha esse aspecto em mim. Portanto, preste atenção em cada encontro e situação da sua vida. A existência se comunica com você a todo instante. E, com este livro, não será diferente. Mergulhe nele com a mesma disposição que mergulharia em si mesmo.

QUANTO MENOS
APRISIONADOS
EM NOSSOS
PRÉ-CONCEITOS
ESTIVERMOS, MAIS
LIVRES SEREMOS.

CAPÍTULO 2

Pequenos passos rumo à liberdade

Vida. Uma jornada que começa sabe-se lá onde e termina sabe-se lá quando. Uma jornada na qual as coisas vão acontecendo. Vou tentando entender. Vou tentando controlar. Vou me perdendo cada vez mais.

De onde vêm todos esses encontros? O que estou buscando? O que me move? O que é isso que sinto? Por que aqui? Por que agora? Por que você? Por que eu? Por que assim? Por que assado? Por que sim? Por que não?

Sou luz, mas como faço para acendê-la? E o que faço com todas as sombras que projeto? O que fazer com os medos? Com a insegurança? Com as mentiras? Com a maldade? Com a desonestidade? Com as raivas? Com as vergonhas? As compulsões? Os apegos?

Quero ser livre, mas me prendo às minhas próprias crenças limitantes.

Quero voar, mas corto minhas próprias asas.

Quero ser feliz, mas não me sinto merecedora.

Sei que as respostas não estão fora, mas onde é dentro? Quem sou? Para que estou aqui? Quem habita este corpo?

Como escutar o silêncio? Como sentir o que está lá no fundo? Como remover as camadas que isolam e amortecem a essência do meu ser?

Será que faço perguntas demais? Será que busco respostas que não preciso encontrar? Como viver o fluxo? Como me deixar levar?

O que eu amo? Quem eu amo? O que é amar?

Eu me amo? Como amar? O que é o amor?

A MINHA BUSCA POR SER LIVRE

A vida é um processo contínuo de remover camadas que pesam, aprisionam e não são necessárias. E as respostas não chegam quando eu quero, mas quando estou pronta. No processo de ser livre, há muitas armadilhas que insistem em me manter aprisionada.

Descobri que ser livre nem sempre está de acordo com o que aprendi que é confortável, seguro ou aceitável para outras pessoas. Ser livre pode gerar a percepção de agressão, abandono e indiferença. Ser livre pode ser bastante desafiador e, muitas vezes, escolho permanecer presa até estar pronta para seguir o processo adiante, pois as prisões também geram certos prazeres.

Como no caso do passarinho que vive trancado e que, quando a gaiola é aberta, permanece lá dentro. Metaforicamente, também nos vemos como esse passarinho. Às vezes, não percebemos que a gaiola está aberta. Muitos conseguem ver a porta aberta, mas não se arriscam a ultrapassá-la, com medo do novo. Há uns poucos que se aventuram a sair, mas voltam todos os dias para se abrigar no conhecido. Pouquíssimos decidem explorar as novas e infinitas possibilidades de serem verdadeiramente livres longes das grades conhecidas.

Mas sair da gaiola é suficiente para ser livre?

Todos temos, em essência, a mesma capacidade de voo, porém nem todos a reconhecemos. São muitas camadas de ignorância que nos distanciam da leveza necessária para abrirmos nossas asas. Viver na miséria dói. Viver em situações de violência, guerra, humilhação e abuso dói. Viver sentindo-se sem valor, sem perspectiva, sem futuro dói. Mas há também a imensa dor de viver fora de cenários violentos e, mesmo assim, arranjarmos desculpas e dores para carregar pesos impeditivos, que não nos deixam voar.

Por não me encaixar em nenhuma descrição óbvia de aprisionamento, violência ou situação de vulnerabilidade, demorei a reconhecer e a aceitar que ansiava por ser livre. Intrigava-me a sensação de estar presa sem enxergar uma prisão. Sabia que acumulava muitas bênçãos e facilidades na vida. Não passei fome. Sempre vivi com conforto, carinho e minha família presente. Não acumulo memórias conscientes de violência, abuso, miséria ou maus-tratos. No entanto, por que ainda existia uma ânsia interna tão forte por ser livre?

Hoje entendo que escolhi caminhos que me impulsionavam para situações que me geravam a sensação da liberdade que tanto buscava. Contudo, como uma droga que perde seu efeito com o passar do tempo, meu sistema ia atrás de novas experiências libertadoras.

Foi assim com a decisão de ir para a Europa em 2005, antes de me formar arquiteta. Foi assim com a decisão de ir trabalhar em ajuda humanitária na África em 2007. Foi assim com a decisão de ir para a Ásia viver um período de mergulho interno em 2012. Foi assim na decisão de retornar ao Brasil em 2013. É assim com a sensação que tenho hoje de estar me preparando para um novo voo.

Minha vida é marcada por mudanças drásticas de cenário, momentos em que pude experienciar a diversidade de papéis da personagem que habita esse corpo de Ana Livi. Com isso, me descobri tendo a oportunidade de ser livre para me reinventar muitas vezes, mas, no fundo, esse processo me revelou algumas das inúmeras prisões que não me permitiam ser livre, mesmo em contextos que me ofereciam a liberdade.

Os anos subsequentes ao retorno ao Brasil, em 2013, depois de quase nove anos de experiências muito impactantes fora do país, revelaram feridas e dores perturbadoras, ao mesmo passo que revelaram as feridas de velhas prisões. Tentei ser arquiteta, já que era minha formação acadêmica, mas meu coração dizia que esse não era o caminho. Insisti, pois tinha recém-concluído na Europa a pós-graduação na área de Arquitetura e Urbanismo voltada para a cooperação internacional. Como poderia abrir mão de tais formações e especializações? Como ignorar que tive o privilégio de estudar em uma universidade pública, ganhar uma bolsa da União Europeia e agora não exercer a profissão?

Fui morar com o Mauro em um sítio cercado pela urbanidade de Porto Alegre, mas com todos os benefícios de um lugar protegido pela natureza. Tive a graça de ser mãe nesse ambiente privilegiado. Dediquei-me quase que exclusivamente à maternidade por mais de um ano. Mauro, Ananda e eu nos tornamos uma família linda. Abrimos um negócio familiar no Sítio Árvor(e)Ser, com produção de hortaliças orgânicas e manejo agroflorestal. Eu me vi uma urbana-descalça, como eu mesma me intitulei, buscando integrar a liberdade de estar em um centro urbano e ter acesso a suas facilidades com a liberdade de estar em conexão direta com a natureza.

Ainda assim, em meio a tantas conquistas, me vi em crise. Eu me sentia culpada por isso. Precisava encontrar respostas para o desconforto que me consumia.

ALGO MUDOU

Desde 2003, valorizo as ajudas terapêuticas, em especial as técnicas energético-espirituais, responsáveis por grande parte da transformação pela qual passei. Após meu retorno ao Brasil, intensifiquei o mergulho nas terapias. Busquei mais de uma técnica e encontrei respostas que me mostraram por fontes distintas o que havia dentro de mim – e, assim, fui exercitando a montagem de meu quebra-cabeça, ansiando desvendar a origem de minhas dores.

Até que chegou o momento em que entendi que o meu caminho não deveria ser procurar alguém que me ajudasse, mas eu mesma assumir esse trabalho. Então reconheci que precisava acessar novas ferramentas e recursos, busquei cursos e formações. Jamais imaginei que atenderia pessoas e que, anos depois, isso se tornaria minha atuação profissional.

Acessei e desenvolvi ferramentas que me permitiram investigar, entender e liberar aspectos de ordem física, química, mental, emocional e espiritual das pessoas. Também atuei com aspectos que interferem em espaços físicos e em projetos, marcas e empresas. São ferramentas versáteis, nas quais sigo me aprofundando. Os próprios atendimentos ampliam meu repertório de informações e meu entendimento sobre os mistérios do mundo invisível que permeia o emaranhado de nossas vidas.

Participei de cursos sobre técnicas curativas pelo mundo por pura curiosidade, buscando minha autocura. Fiz um curso na ecovila Findhorn, na Escócia, que foi especialmente marcante. Ali, acessei uma energia indescritível. Senti em meu corpo, de maneira muito intensa, que posso ser um canal de fluxos energéticos. Ali, mais uma vez, o fluxo da vida me direcionava para uma experiência que não tinha planejado, mas de fundamental importância para a base do trabalho que desenvolvo atualmente.

Nos últimos anos, especificamente após o nascimento de Ananda e após o domínio das ferramentas holísticas, passei a trabalhar intensamente em minhas dores internas e nas prisões que tanto me assombravam. Descobri a prisão em mim, descobri que eu era a responsável por grande parte daquelas misérias internas que me perseguiam havia tanto tempo. Na verdade, elas sempre estiveram comigo. Carreguei essas prisões por quase quarenta anos. Havia camadas e aspectos do meu ser que de nada me ajudavam a encontrar a vida leve que eu tanto ansiava.

Em um nível não racional-linear, acabei descobrindo ser verdadeiro aquele clichê repetido de modo banal: as respostas estão dentro de nós. Por mais que escutemos ou leiamos sobre isso, é muito diferente quando esse ensinamento é incorporado em um nível profundo de consciência.

Desde então, ficou claro o que significa ser livre. Para mim, ser completamente livre é algo bastante pretensioso. Como seres encarnados na Terra, não chegaremos a esse ponto. Entendo o estado de ser livre como o estado de Buda ou de iluminação de que se fala em tradições espirituais. Um estado de libertação de tudo e de todos, dentro da nossa percepção da matéria. Ao alcançar o estado de Buda, obtemos a sabedoria máxima para compreender a realidade da nossa vida.[1]

Talvez essa meta esteja distante de nós e não a alcancemos neste ciclo encarnatório, mas não é motivo de desânimo. Valorizar a jornada também é parte do processo da vida. Talvez daremos infinitos passos sem muita firmeza. Haverá momentos em que seguiremos andando, mesmo nos sentindo perdidos. Em outros, estaremos confiantes, e nossos passos serão motivados por paz, amor, justiça, ou por outros valores que estarão nos impulsionando com alegria. São os passos de cada dia que nos conduzirão até onde for importante chegarmos.

DA LIBÉRIA PARA O SUDÃO DO SUL

O projeto da Libéria no qual eu estava vinculada por meio do JRS foi encerrado em 2008. Quando assumi o posto, já

---

1 OS DEZ estados de Buda. **Verdadeiro budismo**, 8 ago. 2008. Disponível em: verdadeirobudismo.wordpress.com/tag/dez-estados/. Acesso em: 8 abr. 2022.

sabia que integraria o time que implementaria a estratégia de saída da organização do país. Como o foco era o serviço de emergência a populações em campos de refugiados e de deslocados internos, e o contexto da Libéria já caracterizava a fase de desenvolvimento e reconstrução, houve a decisão de encerrar os projetos.

Nessa época, a organização Serviço Jesuíta aos Refugiados tinha outro projeto em fase de desenvolvimento e reconstrução pós-conflito no Sudão do Sul, e havia demanda por profissionais da área da construção. Mauro e eu fomos convidados a assumir as vagas disponíveis. As coordenações regionais eram diferentes, mas o escopo do trabalho seria o mesmo. Na Libéria, fazíamos parte do escritório regional da África ocidental; no Sudão do Sul, faríamos parte do escritório regional da África oriental.

Eu estava muito feliz com a oportunidade, tinha me encantado com o trabalho de ajuda humanitária. Na Libéria, atuávamos muito próximos às populações beneficiadas, e todas as construções foram feitas em processos de mutirão. Sentia-me realizada naquela forma de trabalhar. Interagia com as pessoas, acompanhava o dia a dia dos trabalhos e via homens, mulheres, crianças e anciãos atuando juntos na construção de suas novas vidas por meio dos edifícios que eu projetava. Foram processos extremamente desafiadores, mas igualmente gratificantes.

Me empolguei acreditando que o fato de seguir trabalhando para a mesma organização, mesmo que em escritórios diferentes, traria experiências parecidas. Cometi o equívoco de acreditar que, por ter aprendido a implementar os projetos em mutirão na Libéria, poderia seguir o mesmo formato em outro país. Acreditava que aquele modelo deveria ser replicado, e parecia o cenário ideal ter a mesma instituição como base de sustentação.

Ledo engano. Já no primeiro dia em Nairóbi, capital do Quênia, onde conhecemos o diretor e nossos colegas de trabalho do escritório regional, já me avisaram que o modelo da Libéria não seria possível. As obras seriam feitas por empreiteiras contratadas através de processos de licitação, ou seja, nos moldes de atuação de praticamente todas as demais organizações de ajuda humanitária, mas que afastavam as populações beneficiadas do protagonismo como agentes de autotransformação.

A desilusão e a decepção tomaram conta de mim. O contexto era duro. As condições de vida no Sudão do Sul eram bem mais precárias do que na Libéria. Tive muita dificuldade em aceitar as decisões do diretor nacional e os esquemas já estabelecidos entre as empreiteiras locais. Entrei em conflito tanto com questões internas da organização como com algumas autoridades locais. No primeiro mês, contraí malária pela primeira vez e, assim, sucessivamente por mais dois meses. Acionei gatilhos de dor, conflito, raiva e medo como jamais tinha experienciado.

Precisava me libertar daquelas perturbações que consumiam minha saúde psíquica, emocional e física. Foi quando decidi que queria ir embora, e iniciei a busca por oportunidades em outros projetos. Quando pensei em me candidatar para um posto em um país de contexto ainda mais duro, me dei conta de que o problema não era o entorno, mas eu. Não era o país nem o projeto que precisava mudar, era eu. Precisava me abrir para o contexto do lugar onde estava. Precisava me soltar dos preconceitos, achismos e arrogâncias de quem quer controlar o incontrolável.

Depois dessa mudança interna, não voltei a contrair malária nos catorze meses seguintes. Mesmo que ainda vivenciasse inúmeros conflitos e situações delicadas, consegui me manter com a saúde melhor. Por mais que não percebamos conscientemente, os elementos do entorno despertam em nós gatilhos de emoções, sentimentos e dores guardados. Ao interagir com as dificuldades do Sudão do Sul, e com a frustração das minhas expectativas em implementar os projetos, me vi afundada em irritação e com pouquíssima paciência. Isso me desgastou muitíssimo naquele contexto hostil que já me demandava muita energia para manter o equilíbrio físico, mental e emocional.

Entendi que a busca do equilíbrio entre a paz interna e externa é uma das etapas mais desafiadoras no caminho de sermos livres. Descobri que o impulso da guerra que nasce dentro de mim é a raiz da raiva que eu expresso no mundo. Senti o quanto os aspectos remanescentes da guerra externa acionavam minhas guerras internas. Tanques abandonados, estradas com minas terrestres plantadas e soldados armados pela cidade mantinham viva e pulsante as memórias de tempos conflituosos no contexto geral. Tudo ainda era muito recente na vida dos meus colegas de trabalho, e para as autoridades governamentais e as populações que atendíamos.

A LIBERDADE DA PAZ

A maioria das pessoas que conheci e com quem interagi nas comunidades africanas não tem registros formais ou certidões de nascimento. Muitos perderam tais documentos nas inúmeras fugas por sobrevivência. Assim, quando tínhamos que preencher qualquer formulário que requeria idade, muitos informavam um número que, posteriormente, percebíamos não ser verdadeiro.

Com Eitor, um dos motoristas que me acompanhava nas visitas diárias às obras no Sudão do Sul, isso não era diferente. Ele aparentava estar na casa dos 40 anos, mas pelas histórias que contava, ficava difícil determinar sua idade.

Eitor era um dos inúmeros ex-soldados do Exército, assim como grande parte dos homens sul-sudaneses. O cessar-fogo ainda era recente e, sem confrontos, não havia recursos para manter um quadro tão extenso de assalariados. Assim, visando conter gastos, muitos militares foram dispensados. Apenas os lesionados pela guerra – pessoas que tiveram seus membros amputados, por exemplo – seguiram recebendo recursos do governo, embora tais benefícios muitas vezes atrasassem meses.

Eitor era saudável. Não percebi nenhuma sequela ou limitação física pelos anos de combate, ainda que fosse impossível saber algo sobre seu estado emocional. Era um ótimo funcionário, disposto e gentil. Cuidadoso na direção, transmitia segurança. Não era de falar muito, mas durante uma das tantas idas e vindas pela mesma estrada de chão batido, relatou espontaneamente suas memórias de guerra. Sempre tive curiosidade de conhecer as vivências das pessoas que trabalhavam conosco, mas não sabia até que ponto eram assuntos delicados que poderiam desencadear lembranças traumáticas. Naquele dia, aproveitei sua iniciativa e o encorajei a seguir me contando.

O relato começou ao passarmos por um buraco não muito profundo na beira da estrada principal. Naquela época, uma vegetação baixa cobria a área, mas era possível perceber a diferença de nivelamento.

"Lembro que ali explodiu uma bomba", comentou ele. "Os exércitos do Norte e os do Sul combateram nesta área. Foi o período da resistência final. Ficamos muitos meses aqui."

A área em questão era próxima a uma curva do rio Nilo, e havia uma ponte que cruzávamos para seguir pela estrada nova, já que a antiga tinha sido desativada devido a minas terrestres. A margem do rio servia como barreira entre os dois lados do conflito. Eitor relatou que o exército inimigo, o do Norte, era mais bem equipado e, por isso, foi surpreendente como conseguiram resistir. Além do combate por terra, sofreram bombardeios aéreos.

Perguntei a ele quanto tempo permaneceu no Exército. Sua resposta foi: "Desde menino". Eitor me disse que eram tempos difíceis, em termos de acesso a comida e outros recursos escassos. O único lugar em que havia alimentação garantida era nas Forças Armadas. Assim, era o caminho natural de todos os homens e meninos mais novos. Ele me disse que as mães não tinham escolha por não conseguirem sustentar os filhos, então acreditavam que o melhor seria entregá-los ao Exército.

Eu não sabia se deveria lhe perguntar quantas mortes havia presenciado durante os combates, mas queria entender a visão de quem passou por uma guerra. Como percebi que ele estava aberto e com vontade de falar, me arrisquei. Respondeu-me que matar outros homens e a morte em si eram naturais na guerra e completou que, naquela época, isso não o incomodava, era seu dever com um propósito maior: estava ali por seu povo. À parte da necessidade pessoal de se alimentar, havia um sentimento patriótico de querer defender e lutar pela liberdade de sua comunidade. Ele me confidenciou que isso talvez fosse um mecanismo puramente mental para aceitar a responsabilidade, mas que funcionava muito bem. Ele se sentia cumprindo seu dever, sem culpa ou pesar.

A conversa continuou com ele dizendo que fora atingido por uma arma de fogo, mas que se recuperara. Ele reconhecia que tinha sido sortudo por estar bem. Viu muitos amigos e companheiros seriamente lesionados ou mortos. Conviveu com os horrores da guerra por muitos anos e se sentia privilegiado por não ter sofrido nada pior.

Ele, então, desabafou: depois de alguns anos da guerra, quando já não estava mais no Exército, as memórias começaram a incomodá-lo. Tinha pesadelos sobre combates, mortes. Confidenciou-me que não tinha mais nenhuma vontade de pegar em armas e que não queria que seus filhos passassem pelos mesmos horrores. Se a guerra fosse retomada, ele e sua família seriam os primeiros a fugir do país.

A liberdade, para Eitor, tinha a ver com a paz. E, mesmo que existisse uma aparente paz no entorno, mesmo que incerta, internamente as dores das experiências recentes continuavam lembrando-o de que havia a necessidade de paz interna e de cura para as profundas dores.

CAPÍTULO 3

Transmutando as dores

Nos capítulos anteriores, enfatizei as dores de um mundo que clama pelo resgate dos valores humanos e da cultura de paz. Lembro agora como as experiências vividas em um contexto de pós-conflito, assim como os encontros que tive, desencadearam em mim mudanças que me trouxeram até aqui. Traço, também, um paralelo direto entre a busca por liberdade a partir da perspectiva individual e do nosso anseio de alma pela conquista utópica da paz e da liberdade coletiva para a Humanidade.

A separação entre individual e coletivo se desfaz na origem das dores que carregamos em nossos corpos. Há aspectos originários de nossas dores que são inseparáveis do mundo do qual fazemos parte e, por isso, quando intercalo a perspectiva da transmutação do nosso sofrimento, transito entre esferas, dimensões e perspectivas de tudo aquilo que acumulamos ao longo de nossa trajetória.

Neste capítulo, discuto a perspectiva de dor no indivíduo e como ela se manifesta no corpo de cada um de nós. No entanto, antes disso, compartilho mais uma experiência de dor coletiva e abordo como ela nos ajuda a enxergar e a compreender o valor de olhar para nossas dores internas e transmutá-las.

Ruanda foi o terceiro país de reconstrução pós-conflito em que trabalhei com ajuda humanitária. Fui estagiária do Unicef durante três meses, entre meados de fevereiro e maio de 2012. Fiz questão de fazer parte de uma agência da ONU. Queria tirar minhas próprias conclusões sobre o impacto de dinheiro, poder e influência dentro de uma agência que, oficialmente, seria detentora de recursos suficientes para fomentar a cura de muitos males do mundo.

Na carreira de ajuda humanitária, assumir postos em órgãos das Nações Unidas é bastante valorizado. Foi uma escolha natural. No entanto, a breve experiência em Ruanda me direcionou para o caminho oposto. Ali, decidi que não fazia mais sentido contribuir para a transformação e melhora do mundo por meio da ajuda humanitária.

SOB AS MIL COLINAS DE RUANDA

Ruanda é conhecida como o país das mil colinas. Quando percorremos suas sinuosas estradas contornando tantas colinas verdejantes, entendemos o quanto esse apelido carinhoso é adequado. Poucos aglomerados urbanos na paisagem e uma enorme variedade de tons de verde compõem cenários belíssimos, formados por múltiplas camadas de picos e vales em direção ao horizonte.

No trajeto do escritório em Kigali, capital do país, para as comunidades dos projetos de construção no interior, meus sentidos ignoravam o silêncio da dor invisível que habitava a aparente quietude daquele país que, em 1994, teve cerca de 1 milhão de ruandeses mortos em cem dias de genocídio.[2]

A cada ano, na primeira semana de abril, o clima de Ruanda se transforma. Pude presenciar a mudança no comportamento das pessoas: mudou o ar, mudou a vida. Intensas emoções emergiram. Entre lágrimas, choros e catarses, as profundas feridas dos acontecimentos de dezoito anos antes estavam sendo lembradas. Com ares solenes de respeito e consternação, vi o presente se misturar ao passado e se perder no tempo. Cerimônias aconteceram em cada órgão de governo, agências da ONU, em cada organização de ajuda humanitária e nos grupos de pessoas. A população se permitiu, durante poucos dias, expressar as imensas dores que, nitidamente, seguem guardadas e caladas nos demais 362 dias do ano.

Esse período é chamado de Kwibuka, que na língua Kinyarwanda significa lembrar.[3] É o período de luto oficial, iniciado no dia 7 de abril de cada ano. O website oficial do governo[4] abriga informações e documentos. Ali podemos ler que o intuito de manter a chama do luto acesa anualmente é lembrar-se das vidas que foram perdidas, dar suporte aos sobreviventes, compartilhar a história de reconciliação e reconstrução da nação e, acima de tudo, garantir que tamanha atrocidade nunca venha a se repetir, em Ruanda ou em lugar algum.

---

2 GENOCIDE Archieve of Rwanda. 2015. Disponível em: genocidearchiverwanda.org.rw. Acesso em: 8 abr. 2022.

3 PAÍS lembra 20 anos de genocídio. **Jornal do Comércio**, Porto Alegre, 7 abr. 2014. Disponível em: www.jornaldocomercio.com/site/noticia.php?codn=158644. Acesso em: 8 abr. 2022.

4 GENOCIDE Archieve od Rwanda. *op. cit.*

Esse último item segue sendo um enorme desafio para a Humanidade. Infelizmente, seguimos aprisionados no vício das guerras. Continuamos resolvendo conflitos e disputando interesses por força, submissão, violência e sob o custo desnecessário de muitas vidas.

Foi bastante importante estar em Ruanda naquele período. Muitas histórias foram contadas. Nomes de colegas da ajuda humanitária que perderam a vida foram lidos em cerimônias das quais participei. Sobreviventes lembraram o horror e descreveram os momentos de fuga. Repetia-se o depoimento de quem nem sabia ao certo como tinha sobrevivido. Em uma das visitas de campo no interior do país, uma cena foi marcante. Havia intensa movimentação nos cemitérios. Demorei para perceber que as pessoas estavam desenterrando e lavando os ossos de seus entes queridos.

TRANSCENDENDO TEMPO E ESPAÇO

Lendo esse breve relato sobre o genocídio de Ruanda, mesmo que você esteja desconectado dos fatos ocorridos, provavelmente se sentiu afetado por algum aspecto da leitura.

Enquanto estive lá, li livros, vi filmes e visitei o Memorial do Genocídio em Kigali. Queria conhecer a história, por mais triste que fosse. Tinha dificuldade para entender de onde havia saído tamanha crueldade.

Que dor poderia ser tão grande a ponto de gerar um horror daquela escala?

Ao caminhar pelo memorial, foi impossível conter as lágrimas. Em diversos lugares da cidade, me via olhando para os espaços imaginando o que teria acontecido ali anos atrás.

Tinha uma sensação estranha. Como se, no silêncio, as memórias se expressassem para quem estava ali.

No entanto, podemos perceber que, mesmo desconectados do tempo e do espaço físico das memórias, elas nos afetam. Essa experiência mostrou que estamos conectados pelas dores do que vivemos de maneira consciente e do que experienciamos através das informações que chegam até nós, mas que não necessariamente nos afetariam diretamente.

Agora, chegou o momento de nos aprofundarmos sobre a dor no indivíduo e suas manifestações corporais.

CAPÍTULO 4

Eu sei que dói

Eu sei que dói. Dói sentir a própria dor. Dói saber da dor do outro. Dói entrar na dor do mundo. Dói a dor coletiva e a dor individual.

Dói o corpo. Dói a cabeça, e parece que vai explodir. Doem as articulações, e se enrijecem. Doem as costas, e não dá para se mexer. Doem os músculos, e só se quer desaparecer. Dói, inclusive, escutar o diagnóstico daquilo que ainda não doía.

Há também as dores não físicas que nos consomem de dentro para fora.

A dor das perdas. A dor da rejeição. A dor do abandono. A dor do desrespeito. A dor da desesperança. A dor do medo. A dor do abuso. A dor do esquecimento. A dor de estar perdido. A dor da ignorância. A dor da desconexão de si mesmo.

Adoraria se você não se identificasse com nenhuma dessas dores. Seria maravilhoso se pudéssemos viver em um mundo no qual as dores fossem raridades. No entanto, o quadro atual é o oposto. Tornou-se raro encontrar pessoas que vivem livres de dores.

Muitas vezes, nos acostumamos tanto às dores que nem sequer nos damos conta de que são indicadores de algo. Na verdade, as dores não precisam fazer parte de nós. Nos atendimentos, costumo perguntar logo no início se a pessoa tem alguma questão de saúde ou desequilíbrio físico para trabalhar e, muitas vezes, a resposta é não. À medida que vamos conversando, porém, ela narra sintomas e diagnósticos antigos, que por ter incorporado, nem lembrou de falar. Além dos sintomas físicos, tristezas profundas vão sendo reveladas e, junto com elas, memórias dolorosas que estão bem escondidas ressurgem – como se as dores desaparecessem por ignorarmos ou com o simples passar do tempo. Seria maravilhoso se fosse assim, mas o efeito, em geral, é o oposto: o tempo agrava e reforça dores guardadas.

Há também os casos em que a pessoa tem vergonha de falar de suas dores profundas por se sentir ingrata ao levar uma vida com boas condições que não justificariam tamanho vazio interno. Nesses casos, a pessoa adiciona a dor, a culpa e o peso do autojulgamento.

É ótimo saber que há à nossa disposição uma série de recursos médicos que ajudam a minimizar certos sintomas e dores do corpo. Analgésicos, anestésicos e recursos paliativos podem ser de grande valia como redutores de desconforto, porém, quando ficamos dependentes de tais recursos, alguma coisa precisa ser revista.

A verdade é que estamos perdendo o entendimento sobre o grande propósito de nossos desconfortos. As dores não são punições gratuitas, elas carregam mensagens que insistimos ignorar. Precisamos, antes de tudo, entender o que é a dor, qual a sua origem.

MINHAS PRÓPRIAS DORES

Enquanto buscava entender meu próprio processo terapêutico e de autoconhecimento, deparei-me com uma série de questionamentos sobre o que construía meus comportamentos de constrangimento, carência, medo e autossabotagem. Olhava para minha vida e não encontrava fatos que justificassem tais condutas. Por muitos anos, por exemplo, senti vergonha de tudo e de todos. Era insegura e carente emocionalmente, embora não reconhecesse isso. Por mais que tivesse uma série de somatizações no corpo, não entendia o que significavam.

Por volta de 2003, os primeiros sintomas que me fizeram prestar mais atenção ao que estava acontecendo foram os de psoríase –[5] uma doença de pele de origem psicossomática e considerada sem cura; a medicina convencional oferece apenas tratamentos de controle das lesões na pele. Eu poderia ter me contentado em carregar a doença por toda a vida, como escutei de alguns médicos. No entanto, escolhi investigar suas causas. A psoríase foi o gatilho para me dar conta de outros sintomas que meu corpo manifestava havia mais tempo.

Desde criança, tinha crises recorrentes de dor de garganta e amigdalite. Médicos sugeriram a meus pais que eu passasse por uma cirurgia de retirada das amígdalas. Ainda bem que eles acharam melhor não seguir adiante com isso. Por volta dos 15 anos, meus hormônios eram disfuncionais. A puberdade se manifestou com desequilíbrios internos que a medicina convencional apenas mascarava com a prescrição de hormônios artificiais de uso contínuo. Meu corpo não conhecia equilíbrio nem alinhamento. Os hormônios gerados pelo sistema

---

5 VARELLA, M. H. Psoríase. **Drauzio Varella**, [s. l.]. Disponível em: https://drauziovarella.uol.com.br/doencas-e-sintomas/psoriase. Acesso em: 8 abr. 2022.

reprodutor, como a progesterona e a testosterona, assim como os hormônios da tireoide, apresentavam variações entre hipo e hiperdosagens.

Por alguns anos, os medicamentos alopáticos foram meu único caminho no tratamento dos sintomas. Afinal de contas, parecia ser o melhor que a medicina tinha a oferecer. Era um grande privilégio ter um plano de saúde, bons profissionais e acesso a exames confiáveis. Até hoje, a medicina alopática é a escolha da maioria das pessoas, e está tudo bem, cada um deve olhar para a doença e buscar a cura dentro de suas crenças e possibilidades. Eu busquei meus caminhos e reverti cada um desses sintomas.

Sinto-me grata por essas experiências. Foi por meio da manifestação dos sintomas e das doenças em meu corpo físico que pude buscar a cura. No percurso, me descobri curadora de mim e, muitos anos depois, passei também a ajudar outras pessoas. Essas experiências me possibilitaram entender os mecanismos de armazenamento das memórias de dor no meu corpo. Esse foi o ponto de partida para a descoberta de como acessar e liberar tais memórias.

ENTENDENDO A DOR

De acordo com a Associação Internacional para o Estudo da Dor (Iasp, na sigla em inglês), em seu documento de revisão da definição, publicado no início de 2020, a dor pode ser descrita como "uma experiência sensitiva e emocional desagradável associada, ou semelhante àquela associada, a uma lesão tecidual real ou potencial".[6] Ou seja, a sensação de dor está associada a algum gatilho, nesse caso descrito como lesão.

Por que, então, insistimos em tratar dores sem olhar para suas origens? Por que insistimos em nos manter livres das dores com medidas paliativas que não agem no que motivou a dor a aparecer?

Levando em consideração suas experiências, com certeza você já se machucou com algum corte, fratura ou batida que gerou dor imediata. Nesse caso, é bastante óbvio que a dor é apenas um efeito daquele acidente. Tomemos como exemplo um corte no dedo com uma faca de cozinha. A dor é pontual e, por mais que sintamos a necessidade de tomar um analgésico para aliviá-la, temos clareza de que o corte precisa ser tratado e cicatrizado. Enquanto ele não fechar e a pele não tiver se regenerado, cada vez que batermos o dedo, vamos agravar a sensação de dor naquele corte.

Essa é a chamada dor aguda. Ela chega por um motivo pontual e, em um curto período, desaparece.[7] Sabemos que, por mais dolorida que seja, vai passar logo, em dias ou semanas. O que mais perturba são as dores persistentes, as chamadas de crônicas. São dores que se estendem por períodos longos,

---

6 RAJA, S. N. *et al.* Definição revisada de dor pela Associação Internacional para o Estudo da Dor: conceitos, desafios e compromissos. **Sociedade Brasileira do Estudo da Dor**, São Paulo, 13 jul. 2020. Disponível em: sbed.org.br/wp-content/uploads/2020/08/Defini%C3%A7%C3%A3o-revisada-de-dor_3.pdf. Acesso em: 30 mar. 2022.

7 TIPOS de dor. **Oncoguia**, 18 mar. 2020. Disponível em: www.oncoguia.org.br/conteudo/tipos-de-dor/7668/902/#.YlDOOHhq5mY. Acesso em: 8 abr. 2022.

sendo características permanentes de certas doenças, muitas delas consideradas sem cura pela medicina convencional.

Há, porém, algo a ser levado em conta em relação a essa maneira de entender a dor. Faz sentido considerarmos que a natureza da dor pode mudar dependendo do tempo de persistência em nosso corpo? Quando a dor se prolonga, passa a fazer parte de uma nova categoria (dor crônica). Como seria se, logo que a dor surgisse, identificássemos sua origem e a eliminássemos? Viveríamos em um mundo sem dores crônicas?

Toda dor é desencadeada por um gatilho que foi acionado por alguma experiência que vivemos. Obviamente um corte no dedo, além de simples de ser tratado, tem uma causa fácil de ser percebida, não oferece dúvidas de origem. Já no caso da fibromialgia, por exemplo, doença caracterizada por dores generalizadas no corpo, principalmente nos músculos, a origem não é nada óbvia. Pelo fato de a medicina não saber localizar sua origem e não ter identificado uma causa única para o seu desenvolvimento,[8] as dores persistem indefinidamente. A pessoa leva uma vida muito difícil e, normalmente, dependente de remédios para diminuir seu desconforto.

Para encontrar as respostas da dor, precisamos olhar para o lugar certo. O ponto cego não é a dor em si, mas o que ela está indicando naquele corpo que dói. É aqui que entram os mistérios da vida. Como localizar a origem de uma dor que não oferece pistas além de sua própria existência?

---

8 FIBROMIALGIA – Definição, Sintomas e Por Que Acontece. **Sociedade Brasileira de Reumatologia**, 20 abr. 2011. Disponível em: www.reumatologia.org.br/orientacoes-ao-paciente/fibromialgia-definicao-sintomas-e-porque-acontece/. Acesso em: 8 abr. 2022.

PARA ENCONTRAR AS RESPOSTAS DA DOR, PRECISAMOS OLHAR PARA O LUGAR CERTO.

CAPÍTULO 5

Ativando a sabedoria inata

Para a Iasp, a definição de dor é a manifestação de uma "experiência sensitiva e emocional desagradável". Isto é, existe o entendimento de que questões emocionais podem desencadear dores nas pessoas. Essa é a premissa das doenças psicossomáticas; mas como a medicina trata essa experiência emocional originária?

Pois é, normalmente não trata. Por enquanto, tais diagnósticos são rotulados como "sem cura" pela medicina, que apenas oferece maneiras de minimizar o desconforto do paciente. Curioso, não é? Pois existem inúmeras evidências, relatos e comprovações de que pacientes com tais diagnósticos já foram capazes de eliminar qualquer vestígio de tais doenças. Várias pessoas já acessaram a cura inclusive das doenças consideradas incuráveis pela medicina tradicional.

A pesquisadora norte-americana Kelly A. Turner, em seu livro *Radical Remission* (Remissão Radical, em português), compartilha suas pesquisas sobre casos de pessoas que romperam a barreira das expectativas da medicina e acharam formas de se curar. Seu foco de pesquisa são os pacientes oncológicos, incluindo casos de câncer terminal considerados irreversíveis. Os casos documentados incluem pessoas de todo mundo e, no site do projeto, qualquer pessoa pode pesquisar casos ou compartilhar sua própria história e contribuir com o levantamento.

A pesquisadora dedica-se a descobrir o que está por trás dessas experiências ainda consideradas inexplicáveis. Pela quantidade de relatos, é inegável que é real a possibilidade de nossos corpos acharem um caminho de reequilíbrio. Mais do que apresentar respostas sobre o processo das reversões, no livro citado ela lista nove fatores identificados como tendo contribuído para a recuperação dos pacientes.[9,10] São eles: mudança radical na dieta, assumir o controle da própria saúde, seguir a intuição, usar ervas e suplementos, liberar emoções reprimidas, impulsionar emoções positivas, receber suporte social, aprofundar conexões espirituais e ter fortes razões para viver.

Portanto, esse rótulo de "sem cura" é um tanto controverso. Talvez o mais adequado fosse simplesmente reconhecer que a medicina e a maneira convencional de exercê-la não sabe como curar tais doenças.

Ainda bem que essa estrutura médica é maleável e vem se expandindo à medida que a ciência chega a novas conclusões e os recursos médicos são ampliados. É possível constatar isso

---

9 TURNER, K. A. **Remissão radical: sobrevivendo ao câncer contra todas as probabilidades**. São Paulo: Alaúde, 2014.

10 A autora tem um site que permite a pesquisa dos casos registrados e o compartilhamento de novos depoimentos. Veja em: radicalremission.com. Acesso em: 8 abr. 2022.

quando vemos doenças que, no passado, eram mortais e que hoje são facilmente tratadas. O que atualmente a medicina considera incurável talvez mude daqui alguns anos. A tendência é que o avanço médico e medicamentoso fique cada vez mais acelerado.

Ressalto que a minha intenção não é desqualificar, desmerecer ou menosprezar a medicina tradicional e seus profissionais. Não indico o abandono de quaisquer tratamentos iniciados, nem nego os seus benefícios. O intuito é apenas contribuir com outras possibilidades, mostrar que a própria medicina pode se beneficiar, e muito, de tantos outros recursos para atingir seu objetivo maior de manter as pessoas vivas e o mais saudável possível.

RECURSOS DE VIDA OU DE MORTE?

Se tem algo que me alegra é poder ampliar a percepção do coletivo sobre dores, sintomas, doenças, tratamentos e curas. Se bem usados, os recursos médicos salvam vidas, mas se fizermos mau uso deles, também teremos consequências desagradáveis. Estamos tão desconectados de nossos corpos e do entendimento sobre nossa saúde que os próprios recursos de cura estão se tornando recursos de morte.

No site da Organização Mundial da Saúde (OMS), há um relatório de 2019, produzido por uma entidade ligada à ONU, que alerta sobre o uso impróprio e excessivo de medicamentos e suas consequências globais.[11] Levando em consideração a análise de agentes antimicrobianos (incluindo os antibióticos, antivirais, antifúngicos e antiprotozoários) em seres humanos, animais e plantas, estima-se que as bactérias resistentes a medicamentos já causam, pelo menos, 700 mil mortes por ano em todo o mundo, um número que poderá aumentar para 10 milhões de mortes por ano até 2050.

Outra estatística preocupante diz respeito à Reação Adversa a Medicamento (RAM). Um documento publicado pela Food and Drug Administration (FDA, autoridade sanitária dos EUA) em 2018 estima que 6,7% dos pacientes hospitalizados apresentam sérias reações adversas a medicamentos, tendo taxa de mortalidade de 0,32%. Parece pouco, mas não é bem assim. Segue trecho do relatório:

> *Caso as estimativas se confirmem, haveria mais de 2.216.000 RAMs graves em pacientes hospitalizados, causando mais de 106.000 mortes anualmente. As RAMs seriam, assim, a quarta causa de morte no país – à frente das doenças pulmonares, diabetes, Aids, pneumonia, acidentes e mortes por automóveis. Essas estatísticas não incluem o número de RAMs que ocorrem em ambientes ambulatoriais. Além disso, estima-se que mais de 350.000 RAMs ocorram em lares de idosos dos EUA a cada ano.*[12]

---

11 RESISTÊNCIA antimicrobiana, **OPAS/OMS**, [s. d.: s.l.]. Disponível em: www.paho.org/pt/topicos/resistencia-antimicrobiana. Acesso em: 8 abr. 2022.

12 Preventable Adverse Drug Reactions: A Focus on Drug Interactions. **FDA**, 3 jun. 2018. Disponível em: www.fda.gov/drugs/drug-interactions-labeling/preventable-adverse-drug-reactions-focus-drug-interactions. Acesso em: 8 abr. 2022.

Temos muito a refletir sobre o tipo de uso que estamos fazendo dos recursos médicos, se os estamos utilizando a favor ou contra nossa saúde.

Em um nível mais profundo, há uma pergunta indispensável a essa reflexão: será mesmo que estamos reconhecendo nossas verdadeiras dores?

O FIM DAS DORES DE LEILA

Na primeira consulta com Leila, a lista de queixas e sintomas físicos dela era enorme. Quando começou falando de suas dores, eu lhe perguntei onde exatamente as sentia para que pudesse anotar e investigá-las em seguida. Sua resposta foi que, na verdade, não sabia onde *não* doía.

Leila sentia dores por todo o corpo desde os 17 anos e, agora, prestes a completar 65, me procurava. Não tinha um diagnóstico preciso, os médicos falavam em fibromialgia. Leila convivia com as dores de forma silenciosa na maior parte do tempo. Para suportar as limitações impostas pelo corpo, vivia medicada. Tomava remédio para dores, inflamações, depressão e hipertensão.

Mesmo com esse quadro, mantinha-se ativa. Casada, era mãe de três filhos adultos e avó de três netos. Em nossa conversa, viajamos no tempo. Passamos por suas memórias da infância até fatos marcantes da vida adulta. O quebra-cabeça, aos poucos, tomava forma.

Quando eu considerava importante, pedia que se aprofundasse em algumas questões. Claro que uma sessão não seria suficiente para acessar as raízes de todas essas manifestações em seu corpo físico, mas, quanto mais amplo o entendimento da trajetória da pessoa, melhor para compreender os rumos do trabalho a ser feito. Nesses casos, em que a pessoa já tem sintomas físicos cristalizados por tanto tempo, é importante a continuidade do processo de liberações, já que muitas camadas sobrepostas constroem o quadro geral de desconforto.

É fundamental oferecer o tempo necessário para a pessoa sentir-se acolhida e à vontade. Muito do que é compartilhado é sensível, então minhas sessões normalmente são longas para permitir esse aprofundamento. Há quem não goste de falar muito. De qualquer forma, isso não é necessário, pois o trabalho funciona igualmente de qualquer maneira. No entanto, quando as pessoas se abrem e falam de suas próprias vivências e sentimentos, tudo flui com mais facilidade.

Nos primeiros meses de tratamento, focamos em acessar as causas da fibromialgia. De fato, não posso afirmar com exatidão qual era a origem das dores no caso de Leila – até porque, percebo cada vez mais que somos um emaranhado de emoções, sentimentos, traumas, histórias e informações não lineares e tangíveis –, mas posso afirmar que é possível reverter o diagnóstico de uma pessoa. Aconteceu com outros que já atendi e com Leila.

Conversamos bastante ao longo do tratamento. Ela confiou no processo e se apropriou de sua melhora gradual. A cada atendimento, novas camadas pediam para ser vistas e removidas. E, no momento da escrita deste livro, esse processo já durava mais de um ano. As dores progressivamente diminuíram até cessarem, e os medicamentos não têm sido necessários há alguns meses.

Não sabemos se essa reversão é definitiva. Há muitos fatores envolvidos na criação e reversão de um diagnóstico.

É importante salientar que nem todos conseguirão alcançar a reversão de uma doença, por mais que o potencial exista em todos nós. Cada ser humano é único, assim como seus processos de adoecimento e cura.

O papel que os sintomas e as doenças representam para cada indivíduo são determinantes para o processo de reversão e eliminação. O que manifestamos em nossos corpos é resultado de memórias armazenadas ativas em nosso sistema, o que chamo de "nuvens informacionais".

SOMOS NUVENS INFORMACIONAIS

O corpo guarda memórias que vão além do seu tempo de vida. Doenças são desencadeadas por gatilhos sem, necessariamente, origem consciente; por isso, há dificuldade em se achar as causas. Os sintomas trazem consigo mensagens importantes para além dos desconfortos físicos. Perturbações e desequilíbrios psíquicos e emocionais nos dão pistas sobre dores que carregamos em nosso sistema. Há muitas camadas envolvidas. Nenhum sintoma é isolado nem se refere a uma experiência única.

Pense o seguinte: somos como nuvens informacionais que se relacionam com outras nuvens informacionais. Ou seja, o meu emaranhado de informações multidimensionais se conecta ao emaranhado de todas as outras pessoas, coisas e situações com as quais interajo a cada instante da existência, de maneira consciente e inconsciente.

Ou seja, todas as pessoas com as quais encontramos ou interagimos geram um reconhecimento de elementos de suas respectivas nuvens informacionais. Dessa forma, mesmo que estejamos sendo apresentados a um indivíduo pela primeira vez, é bem provável que certas informações gerem um ponto de comparação ou identificação. Mesmo que seja uma simples semelhança com outra pessoa familiar.

Tais interações informacionais acontecem durante todos os instantes da nossa existência. Processamos volumes gigantescos de dados nas nossas nuvens. Com isso, despertamos as mais variadas memórias em nosso sistema. As memórias boas passam desapercebidas ou trazem sensações de bem-estar, confiança e alegria. No entanto, as memórias ruins, traumáticas e de dor podem gerar as mais variadas reações físicas, químicas, mentais ou emocionais, das mais sutis às mais agressivas, por um simples gatilho inconsciente gerado por alguma dessas interações.

Talvez seja complicado para nossa mente linear-racional entender e explicar a complexidade de tantas possíveis camadas de interação informacional porque, na verdade, essa nossa natureza informacional transcende o entendimento do nosso intelecto puro. Conseguimos transmitir parte do entendimento em palavras e conceitos, que abrem margem para discussões e desentendimentos. Mas a comprovação da existência de tal sistema informacional está manifestada em nosso próprio corpo, em cada um dos sintomas e das doenças.

ATRAVESSANDO PONTES

Talvez não possamos evitar a manifestação das memórias de dor, pois elas acontecem espontaneamente quando alguma informação contida em nossa nuvem informacional é ativada. Portanto, a repetição de reações negativas em nosso corpo tende a acontecer com certa frequência em nossa vida. No entanto, não acredito que sejamos prisioneiros das repetições, desde que busquemos mecanismos para desconectar a origem do registro do tempo presente. Na minha experiência prática lidando com tais memórias, entendo que o registro em si segue existindo, mas as pontes entre o registro original, as demais repetições acumuladas e o gatilho do momento presente devem ser quebrados.

As experiências que julgamos serem ruins são muito importantes para nossa sabedoria atual. Se eliminássemos os aprendizados ruins de nosso sistema, provavelmente também eliminaríamos processos evolutivos importantes. Somos seres que aprendem e buscam melhorar a partir da dor e do desconforto. Por isso, em nossa história como Humanidade, geramos mudanças importantes a partir de eventos traumáticos.

A maior dificuldade para atravessar pontes ocorre por não termos clareza da localização do "painel de controle" do nosso sistema. Temos os genes em nossas células, mas seu comando não está nas células. Em seu livro *A biologia da crença*,[13] o biólogo norte-americano Bruce Lipton conta como suas pesquisas em

---

13 LIPTON, B. **A biologia da crença:** ciência e espiritualidade na mesma sintonia: o poder da consciência sobre a matéria e os milagres. São Paulo: Butterfly, 2007.

biologia celular o levaram a mergulhar na Epigenética, que é o estudo dos mecanismos moleculares por meio dos quais o meio ambiente controla a atividade genética. Segundo o próprio autor, o ambiente funciona como uma espécie de "empreiteiro" que interpreta e monta as estruturas e é responsável pelas características da vida das células. Mas é a "consciência" celular que controla os mecanismos da vida, e não os genes.

Há certa sabedoria inata em nosso ser que mantém a unidade do corpo e os registros informacionais com a memória de tudo que já foi vivido e acumulado. Somos uma obra-prima da existência. No entanto, boa parte das pessoas continua tratando seu corpo com desrespeito e inconsciência.

A SABEDORIA INATA QUE REGE NOSSO CORPO

Já começou a entender o quão fantástico é seu corpo?

Temos uma sabedoria inata que o rege. Todos podemos acessá-la, se soubermos como. Tal sabedoria pertence ao universo do mundo invisível, que influencia diretamente a sustentação da vida. É isso o que garante que sejamos um corpo coeso de trilhões de células e trilhões de microrganismos constituídos por bactérias, fungos, vírus e protozoários, formando o microbioma humano. O que, porém, seria tão inteligente a ponto de coordenar tamanha complexidade de vida com extrema maestria?

Nomes não são importantes, o que importa é que reconheçamos sua existência e encontremos mecanismos de acessá-la de maneira consciente, a fim de usá-la a favor das melhorias físicas e concretas em nossa realidade material. Por mais abstrato que seja nosso entendimento sobre tal sabedoria, sua manifestação é concreta e palpável por intermédio de nosso corpo físico e de todas as expressões de acontecimentos na nossa vida.

O microcosmo e o macrocosmo refletem-se um no outro. O funcionamento da vida supra-atômica e subatômica deveria ser condizente e regido pelas mesmas leis físicas. Ou seja, se ainda não somos capazes de unir os entendimentos dos micro e macrouniversos nos quais estamos inseridos, isso é um sinal de que ainda há peças a serem descobertas e encaixadas nesse quebra-cabeça multidimensional da vida e da existência. As perguntas sem resposta sustentam os mistérios. No entanto, não são limitações definitivas. Apenas atestam nossa (atual) ignorância em transpor a barreira do (atual) conhecimento ou do (atual) desconhecimento.

Talvez as abstrações e os mistérios do Universo possam desanimar você. Talvez você esteja se perguntando como integrar conceitos e informações tão intangíveis com as demandas da vida que urgem por ações práticas e concretas. Sei que é desafiador integrar harmoniosamente as esferas visíveis e invisíveis em nossas vidas, e estou aqui para ajudar você nesse desafio. Nas próximas páginas, vamos entender como trilhar a jornada da vida de modo mais consciente e se apropriando da sabedoria inata que nos habita.

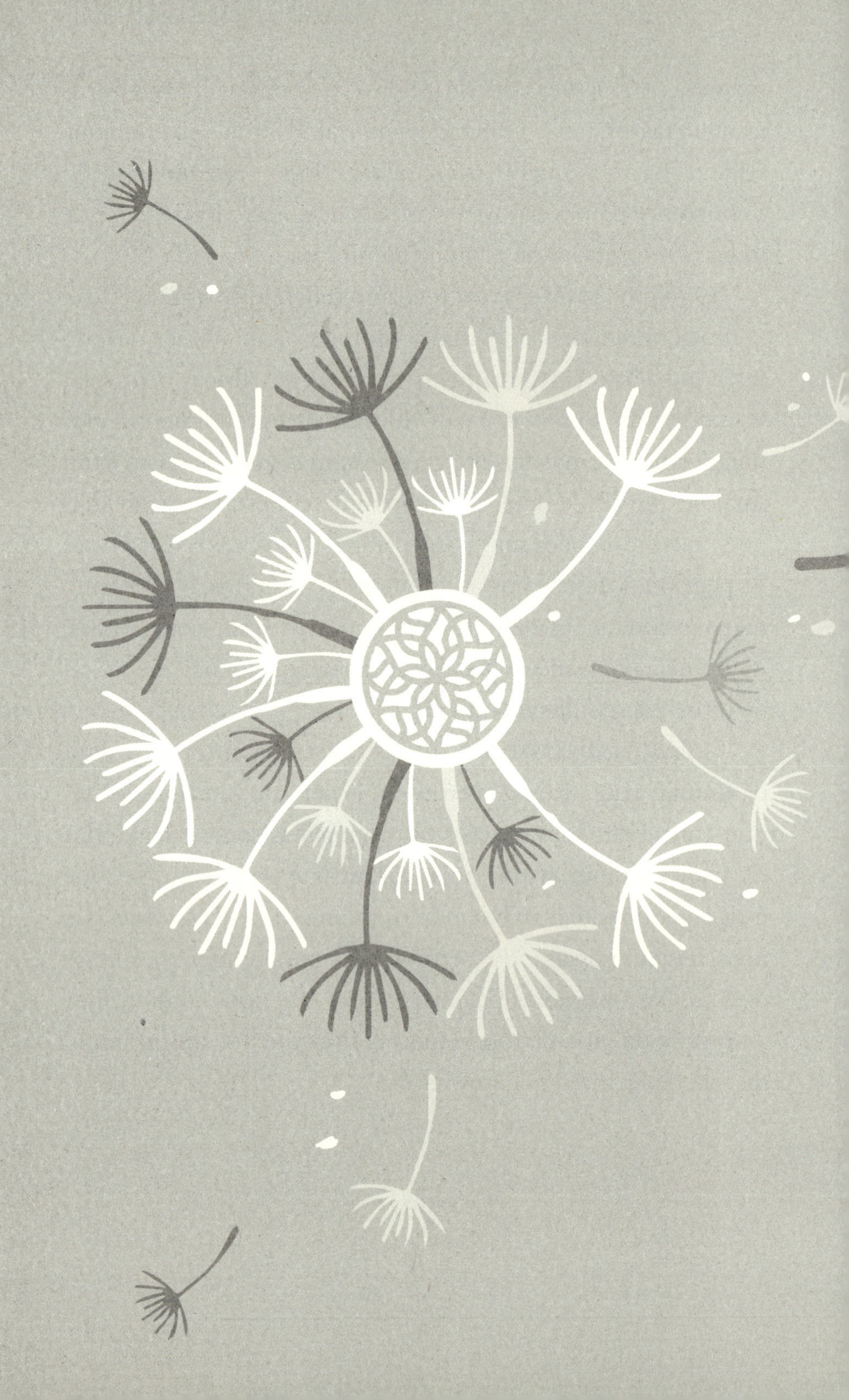

2

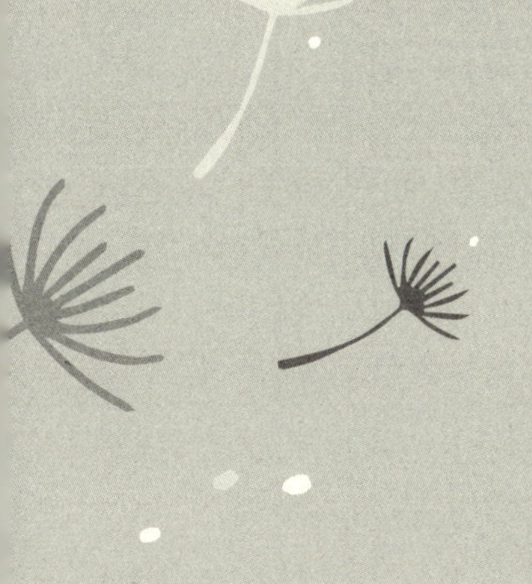

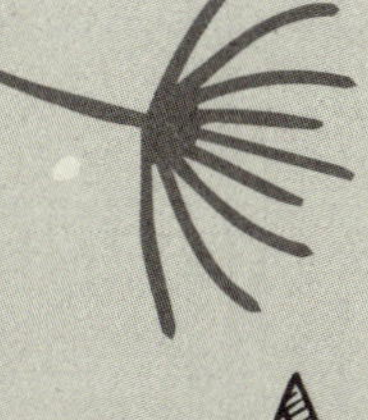

A jornada consciente

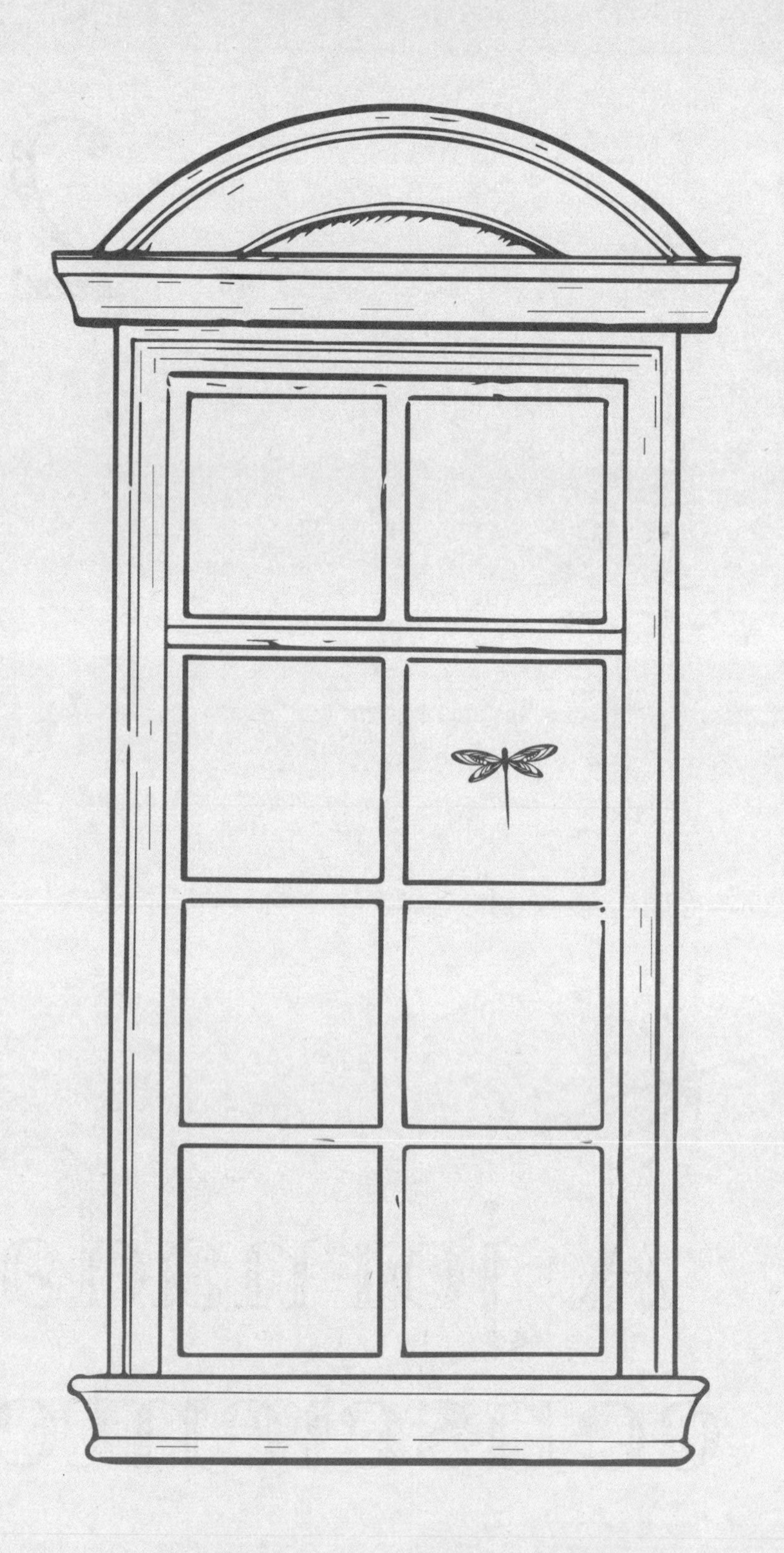

DIAS ESTRANHOS. NÃO SEI MUITO BEM POR QUÊ, MAS TUDO PARECE MEIO EXAGERADO. EMOÇÕES À FLOR DA PELE, CONFLITOS, DRAMAS, CHOQUES E SENSAÇÕES RUINS. COMO EM UMA LUPA, A VIDA ESTÁ SENDO AMPLIFICADA POR ALGUM FILTRO. TENTO ENTENDER O QUE MERECE SER ABSORVIDO, TRABALHADO E ACEITO, AO MESMO TEMPO QUE TENTO DISTINGUIR O QUE DEVE SER DEIXADO PARA TRÁS. O QUE NÃO ME PERTENCE? ESTÁ TUDO CONFUSO, MISTURADO EM UMA COISA SÓ. OSCILO. AS SENSAÇÕES PAIRAM ENTRE EXTREMOS. SEI QUE NÃO FAZ SENTIDO, MAS NÃO CONSIGO DISTINGUIR.

É FÁCIL CAIR NA ARMADILHA DE BUSCAR CULPADOS. PERDER TEMPO SE VITIMIZANDO E SE MASSACRANDO PELO QUE PODERIA OU DEVERIA TER SIDO FEITO. MAS PARA QUÊ? PARA ALIMENTAR O QUE NÃO ACEITO? ALIMENTAR A NECESSIDADE DE SER AMADA, RECONHECIDA E PERFEITA? TODOS TEMOS RAZÃO, DE ALGUMA MANEIRA. TODOS TEMOS NOSSAS PRÓPRIAS PERCEPÇÕES DE MUNDO.

CADA UM VIVE SUA VIDA NESTA MESMA REALIDADE COMUM APARENTE. E AS VIDAS SE ENCONTRAM. AS HISTÓRIAS SE CRUZAM. OS SONHOS SE NUTREM. AS DORES SE INTENSIFICAM. NO ENTANTO, NOS PERDEMOS UNS NOS OUTROS. E SE AS PESSOAS COM QUEM CONVIVEMOS FOREM AUXILIARES? AUXILIARES VISÍVEIS DESTA CAMINHADA INTERNA? FOREM ESPELHOS PARA QUE NOS VEJAMOS REFLETIDOS? TALVEZ MUITOS VÍNCULOS QUE CRIAMOS SEJAM ARMADILHAS E NADA MAIS.

MAS O UNIVERSO ME GUIA. BUSCO AMPLIAR A CONFIANÇA EM MIM. A PRINCÍPIO, CONFIO NOS MESTRES E GUIAS QUE ME ACOMPANHAM. MAS POR QUE, ENTÃO, TENHO TANTO MEDO? TALVEZ EU CRIE MUITA COBRANÇA EM MIM. COBRO PERFEIÇÃO QUE NÃO EXISTE, COBRO RESULTADOS QUE AINDA NÃO CHEGARAM.

TENHO ME ENROLADO EM MIM MESMA. TENHO FEITO DE TUDO E, AO MESMO TEMPO, SINTO COMO SE NÃO FIZESSE NADA. SERÁ QUE ESSE SENTIMENTO É AUTOPUNIÇÃO? O QUE PRECISO FAZER PARA SENTIR QUE ESTOU FAZENDO ALGO SIGNIFICATIVO? QUEM DISSE QUE MEU DIA A DIA NÃO É SIGNIFICATIVO?

ENTÃO PASSO A ME RESPEITAR COMO APRENDIZ E BUSCADORA EM PROCESSO DE EVOLUÇÃO.

QUE EU POSSA ABRIR-ME PARA A HUMILDADE.

QUE EU POSSA ESTAR DE CORAÇÃO ABERTO.

QUE EU POSSA CONECTAR-ME COM A INTUIÇÃO MAIS PURA.

QUE, ASSIM, EU SEJA GUIADA PELO AMOR E PELA LUZ.

QUE A CONFIANÇA SE MANIFESTE PELA ALEGRIA E A LEVEZA DE CADA PASSO NA JORNADA.

QUE EU ESTEJA POR INTEIRA TRILHANDO A JORNADA CONSCIENTE DA VIDA E DA EVOLUÇÃO.

CAPÍTULO 6

Os três ciclos da jornada consciente

Aqui estamos. Seguindo o fluxo da existência, que se renova a cada dia que despertamos do sono. Somos premiados com a chance de seguir trilhando a jornada de transmutação das dores e ativação da sabedoria inata que nos habita para que possamos chegar o mais próximo possível de sermos livres.

Podemos seguir a vida com resistências, bloqueios, sofrimentos e situações desagradáveis, mas também podemos minimizar tais eventos, abrindo espaço para o fluxo natural da vida. Resistências, bloqueios, sofrimentos e situações desagradáveis farão parte da vida? É provável que sim. Podem fazer em maior ou menor frequência. Tudo depende do papel que cada uma dessas situações exerce no processo de cada indivíduo. Há pessoas que terão uma vida quase ilesa de situações traumáticas, enquanto outras colecionarão relatos de partir o coração.

Já vimos nos capítulos anteriores que, ao entendermos as mensagens do nosso corpo e dos acontecimentos da vida, temos a chance de percorrer a jornada com maior consciência. No entanto, como fazer isso na prática? Como decodificamos os códigos da vida manifestados em nossos corpos e experiências? Como evitar o vitimismo? Como não sermos consumidos por dor, culpa, medo e tantos outros sentimentos ruins que acompanham as tragédias da vida?

Há quem diga que criamos a nossa própria realidade. Bem, sim, mas em parte. O que determina nossa contribuição na criação da realidade não são os aspectos conscientes do nosso ser, mas os inconscientes. Portanto, por mais que você passe o dia repetindo afirmações positivas, de nada adianta se, no fundo, elas não são consideradas verdadeiras. Não adianta, por exemplo, repetir que você se sente ótimo, se em seu interior não há amor-próprio.

Criamos a realidade a partir de informações, registros, memórias e crenças ativas no nosso sistema. Seja a realidade individual ou a coletiva, ambas seguem essa construção. As manifestações do mundo na esfera coletiva não existem como uma entidade autônoma indivisível. Ela é constituída pelo conjunto das peças individuais de cada um de nós.

O mundo se transforma, única e exclusivamente, como resultado da mudança interna de seus indivíduos. Não adianta querer ver um mundo melhor de fora para dentro, nem delegar a transformação a alguém ou a alguma coisa. Tampouco adianta querer mascarar as misérias individuais com mentiras. Não há maneira de esconder a ruindade do mundo em discursos vazios de bondade. A bondade, a paz e a harmonia não se sustentam por mentiras e manipulações.

Os problemas que vemos por todos os lados só existem na esfera macro por habitar a esfera micro de um número significativo de indivíduos. Portanto, é muito importante que as pessoas entendam que cada um de nós é responsável por melhorar o próprio sistema interno com o objetivo de experienciar a paz individual e, desse modo, contribuir para a paz na esfera coletiva.

ACESSANDO A PAZ INTERIOR

Não é fácil encontrar a paz interior. Se fosse fácil, o mundo não estaria como está. Também não existe uma receita única, que sirva a todos. Se existisse, ela já teria trazido resultados. Portanto, evite a tentação de comprar facilidades.

Aqui vamos trilhar um caminho para reconhecer seu próprio processo de busca da paz interior. Vou compartilhar reflexões e alguns exercícios para que pratique sua conexão interna com mais consciência. Se, ao final dessa leitura, você se sentir mais confortável consigo mesmo e com seu poder interno; sentir-se motivado a buscar ajuda; ou tiver se identificado com alguma prática sugerida aqui ou intuída por você, saiba que isso já é motivo de celebração.

No mundo de hoje, não falta informação nem conhecimento; pelo contrário, o excesso é um complicador. Mais do que apresentar coisas novas, quero resgatar o que já habita em você. Assim, reitero o meu convite do início: entre em contato com o profundo do seu ser, desprenda-se da mente racional e linear, ouça sua intuição.

A paz de espírito não nasce do controle da mentalidade analítica, racional, linear e julgadora. Na verdade, essa tendência humana de racionalizar tudo apenas nos aprisiona nas armadilhas da mente condicionada a padrões externos. É justamente por isso que é tão difícil atingirmos a paz de espírito. Boa parte do que aprendemos em nossa educação regular é sermos pensadores analíticos, racionais, lineares e julgadores. Ou seja, aprendemos a ser prisioneiros, não livres.

SERES CÓSMICOS. NATUREZA CÍCLICA

Habitamos o planeta Terra, que integra o Sistema Solar que, por sua vez, é parte da Via Láctea. É provável que você tenha aprendido em algum momento da sua infância que a Terra possui alguns movimentos próprios, seja ao redor de seu próprio eixo ou do Sol. E que, devido a tais movimentos, experienciamos os ciclos naturais do dia e da noite, assim como das estações do ano. Em termos de contagem de tempo, reconhecemos como vinte e quatro horas, ou uma volta ao redor do próprio eixo, como nosso ciclo do dia. E uma volta ao redor do Sol reconhecemos como trezentos e sessenta e cinco dias, nosso ciclo do ano.

É provável que racionalmente você reconheça as informações acima como óbvias e incontestáveis. No entanto, acredito que dificilmente você já tenha refletido sobre as implicações dessas verdades na sua vida e em suas curas internas. Ao expandir nossa percepção de mundo e percebermos que somos indivíduos tão diminutos na imensidão da existência, ativamos outras áreas do nosso ser. Ativamos áreas que pertencem à nossa essência divina ilimitada e infinita a qual dificilmente acessamos em nossa condição humana tridimensional diária.

Desse modo, convido você a apenas se expandir, sem racionalizar muito. Perceba: fazemos parte de uma fantástica engrenagem cósmica. O ciclo do dia e da noite está sincronizado com o das estações do ano que, por sua vez, está sincronizado aos ciclos das fases da Lua. Eles se conectam a uma infinidade de outros ciclos envolvendo a Terra e outros astros celestiais, com trajetórias individuais no Universo.

Inspire o amor cósmico que sustenta sua vida. Expire o amor ao cosmos que emana de seu corpo. Sinta-se apenas uma poeira cósmica, expandida e tão brilhante como o Sol. Conecte-se à imensidão da existência. Conecte-se ao infinito, ao ilimitado, ao imensurável. Incorpore essa sensação de expansão e força que rege sua energia vital.

Nossa conexão cósmica nos relembra que a vida é cíclica. A evolução é cíclica. A existência é cíclica. Nossa consciência é cíclica. E é impossível nos desconectarmos de todos e de cada um desses ciclos. Não ter consciência sobre os ciclos não nos desconecta deles, nem os tornam mais fracos ou menos importantes. Por outro lado, entender e respeitar os ciclos da vida nos possibilita viver com fluidez.

OS TRÊS CICLOS

Por estarmos sincronizados a muitos ciclos simultâneos, temos a chance de melhorar a cada início. Sempre há a chance de (re)começo e de evolução na caminhada para sermos livres. Tendo isso em mente, elaborei o método dos três ciclos: sentir e intuir; compreender e liberar; e manifestar e expressar.

Por meio desse conteúdo, qualquer pessoa pode praticar a conexão consigo mesma de modo prático e objetivo. A profundidade de tal conexão ocorre de acordo com a bagagem inconsciente e individual de cada um e do momento em que está na jornada consciente da vida.

É provável que se sinta mais conectado a algum dos três ciclos apresentados, ou que considere um ciclo mais desafiador que os demais, ou, ainda, que se perceba em estágios de aprofundamento e entendimento diferente em cada um deles. Está tudo bem. Não há regras. Cada processo de conexão interna é único e incomparável. Nos capítulos seguintes, apresento os três ciclos da jornada consciente. Ao final de cada um deles, há a sessão "Instantes de autoconsciência e autorreflexão" em que encontrará questões para aprofundar sua busca interna. São ferramentas para você avançar na busca por liberdade e para compartilhar insights e reflexões por meio dos links indicados.

Será uma alegria imensa saber de você e dos seus ciclos.

Vamos juntos?

A EVOLUÇÃO É CÍCLICA.
A EXISTÊNCIA É CÍCLICA.
NOSSA CONSCIÊNCIA
É CÍCLICA.

CAPÍTULO 7

Ciclo I
Sentir e intuir

Sentir pode parecer simples, mas nem sempre é tarefa fácil. Simplificar talvez seja uma das tarefas mais árduas da nossa existência, pois requer consciência. A tendência é termos uma mente tão cheia de ruídos, que complica o que é simples.

Trilhar a jornada consciente nos ensina sobre o que precisamos remover das camadas que nos distraem da essência de nosso ser. Mas como identificar e reconhecer as camadas impróprias? Como não se perder na carga acumulada que gera tantos desconfortos?

Acredito que a habilidade de sentir e entender o que sentimos é a base para o encontro com a essência do ser. Isso porque interagimos com o mundo por meio da capacidade sensorial de nosso próprio corpo; assim, entender como utilizar esse instrumento é de extrema importância – inclusive para atingir o estágio de transcendência do próprio corpo e se reconhecer como o espírito eterno que anima o veículo físico.

Através do corpo físico temos recursos incríveis de interação com as realidades que nos cercam. As impressões sobre o meio interno e externo se dão por meio dos cinco sentidos: visão, olfato, paladar, audição e tato, constituindo nosso instrumento básico da sensorialidade.

É a sensorialidade que permite a conexão do toque suave e amoroso entre os pais e o bebê. Que conecta os indivíduos ou os amantes nas carícias, nos atos de carinho e na sexualidade. É ela que nos permite ler ambientes, situações e pessoas pela temperatura, pelo odor e pela aparência.

Pelos cinco sentidos identificamos cheiros, texturas, sons agradáveis ou desagradáveis. Sentimos doce, salgado, ácido e azedo. Sentimos prazeres. Sentimos dor, conforto e desconforto. Sentimos frio ou calor. São recursos que garantem a nossa leitura e percepção do mundo e do vínculo do corpo com o exterior.

Podemos também considerar as manifestações do nosso instinto animal e da necessidade de sobrevivência. E, ainda, as manifestações dos vícios que, por serem enraizados em dores profundas, geram dependências que apenas tapam os buracos de carências desconhecidas da mente racional. Como, por exemplo, sentir medo, raiva, ódio, vontade de vingança ou culpa. Sentir impulsos por comida, bebidas, drogas ou entorpecentes.

A maioria das pessoas reconhece esses aspectos em si e nos outros com facilidade. A tendência é que haja uma relação direta de causa e efeito dos fenômenos cotidianos. De modo geral, sabemos identificar que estamos com medo quando nos deparamos com uma aranha muito grande ou uma cobra. Sabemos que somos consumidos pela raiva quando alguma coisa que queríamos não sai conforme o planejado. Quem está aprisionado em algum vício sabe reconhecer a vontade incontrolável do corpo por uma nova dose do prazer momentâneo.

Essas manifestações podem ser chamadas de "sentir visceral".

As ferramentas de marketing e propaganda, majoritariamente, jogam com esse recurso para atingir seus objetivos. Por meio do estímulo de prazeres sensoriais, gatilhos mentais e artifícios de neuromarketing, nosso cérebro é conduzido a reagir a ofertas identificadas como imperdíveis. Compramos, consumimos e nos enchemos de informações, coisas e produtos que, como qualquer vício, nos amortecem por alguns instantes antes de, logo em seguida, um novo sentimento de vazio estimular o movimento de buscarmos mais do mesmo.

Mas existem outras nuances do nosso sentir que vão além dos aspectos óbvios relacionados aos cinco sentidos ou do instinto vinculado à nossa natureza animal, carregada de dores do passado.

Há aspectos mais sutis da leitura das informações sensoriais que se manifestam em nosso corpo e em nossa percepção da vida. Refiro-me ao sentimento de confiança, plenitude, paz, amor. Refiro-me àquele sentir que transborda da espontaneidade do ser que se permite expressar sua essência. O que nos interessa aqui é o sentir que a razão não explica, mas que se mostra incontestável quando estamos abertos a reconhecer sua manifestação.

O sentir intuitivo nos conecta a comandos internos cuja origem desconhecemos. São as certezas que tomam conta de nosso corpo, às quais respondemos com propriedade e serenidade antes mesmo de racionalizá-las. É a voz interna que nos guia por caminhos desconhecidos, mas rumo a momentos de glória e sucesso. É a conexão com amigos que, ao pensarmos neles, entram em contato conosco. É a sensação de já sermos grandes amigos de pessoas às quais estamos sendo apresentados. Ou até as mudanças de rota que nos poupam do perigo. É o dito sexto sentido que aflora quando não nos limitamos aos demais cinco.

A INTUIÇÃO E O INSTINTO

Adotemos uma escala numérica de 1 a 10 para representar o processamento das informações e estímulos do nosso sistema.

Os números de 1 a 3 dizem respeito aos aspectos de instinto e sobrevivência. Aqui estão representados os medos mais profundos. Os registros de culpas e punições. Os sofrimentos e as dores contidos nas memórias individuais e coletivas.

A faixa entre os números 4 e 7 representa o formato racional e linear das informações. Aqui estão contidas as construções argumentativas que levam em consideração análises, comparações e recursos mentais para validar as informações.

Na faixa mais elevada, de 8 a 10, está a capacidade intuitiva. O fluxo informacional que não se contamina pelo instinto de sobrevivência nem se limita pela lógica linear-racional. Por isso, representa o aspecto da conexão livre quando plenamente acessível pelos canais sensoriais mais sutis.

Saber diferenciar o que sentimos é um grande desafio. Por sermos incapazes de distinguir os níveis dessa escala numérica, muitas vezes, tomamos decisões nos protegendo de medos profundos instintivos acreditando, erroneamente, que se trata da mais pura expressão do amor.

Intuição, na faixa mais elevada da escala numérica, é a capacidade de acessarmos o sexto sentido e nos conectarmos a um nível de conexão sensorial que transcende os sentidos físicos e a mente racional. Em teoria, a intuição está disponível a todos nós. A questão é aprender a fazer uso de nossos potenciais e manifestar tal conexão no cotidiano. Experienciar essa conexão intuitiva é parte fundamental da jornada espiritual consciente de cada ser.

O instinto, números 1 a 3 na escala, age para nos proteger. Por ter registros dos traumas e das dores, tenta evitar ao máximo que sejamos expostos a situações semelhantes. Às vezes, ele se utiliza de recursos como paralisia para nos salvar, interferindo, inclusive, em situações nas quais racionalmente nos sentimos seguros, mas nas quais o corpo trava. Por exemplo, uma pessoa que tenha vivenciado algum acidente de carro enquanto bebê, talvez, na fase adulta, não tenha interesse em dirigir. Por não ter lembrança do ocorrido e desconhecer o fato, pode ser que construa uma crença de que é muito melhor não ter um carro e se torne uma grande defensora de outros meios de locomoção.

A mente racional sempre procurará uma justificativa plausível para explicar o que estamos sentindo. Já a intuição, enquanto não for contaminada por julgamentos e comparações, manifesta-se livremente.

Estaríamos experienciando um mundo muito mais harmônico se mais pessoas soubessem reconhecer e desenvolver o recurso poderosíssimo da intuição. Quanto mais tempo do nosso dia conseguirmos sustentar essa conexão intuitiva, menos agiremos por medos e mais seremos guiados pelo amor.

No entanto, tudo isso vem misturado às milhões de impressões e reações que sentimos a todo o instante. Nosso corpo está em contato, permanentemente, com uma enorme quantidade de informações sensoriais simultâneas. Para processarmos tamanho volume de dados, involuntariamente, dispomos de filtros que selecionam parte dessas informações e permitem que tenhamos sanidade psíquica e emocional.

Pela tendência de racionalizarmos o sentir e nos limitarmos ao entendimento linear de causa e efeito, nossos sentidos mais sutis são perturbados pelos julgamentos, análises e comparações com experiências já vividas e registradas em nosso sistema. A mente tende a validar as informações que lhe parecem mais adequadas, usando mecanismos de defesa e autopreservação.

Para completar a bagunça informacional, ainda buscamos opiniões das mais variadas origens para compor nosso quebra-cabeça informacional diário. Há tantos protocolos de saúde, alimentação e bem-estar que algum deve ser bom para você, mas nem todos. Há tantas dicas de moda, beleza e estética que alguma será relevante, mas nem todas. Há tantas práticas espirituais disponíveis que alguma o conectará com sua paz interior, mas nem todas.

Nosso sistema sensorial fica sobrecarregado por impulsos interpretados segundo parâmetros que nem sempre estão alinhados à nossa verdade interna. De modo geral, o raciocínio linear e o instinto de sobrevivência ganham a disputa contra o sentir sutil e intuitivo, já que costumam agradar a mente com mais facilidade. Assim, tendemos a cair na armadilha de privilegiar o sentir que aprisiona ao que liberta, ou seja, renunciando à expressão da intuição.

Precisamos mudar isso. Todos dispomos de recursos internos para fazer diferente. É o que vamos ver a seguir.

TODOS SOMOS MÉDIUNS

A mediunidade é mais um recurso de nossa expressão intuitiva.

Infelizmente, quando falamos de mediunidade, há uma tendência de acionar nas pessoas, consciente ou inconscientemente, gatilhos de resistências, bloqueios, medos e desconfiança. Se esse é seu caso, fique tranquilo que logo você vai perceber que o instinto e a razão estão tomando conta das suas reações e, por proteção, impedindo-o de acessar seu potencial consciencial mais expandido.

Eu também não me sentia confortável com o termo mediunidade. Demorei a encarar com naturalidade o assunto. Entendo aqueles que também se sentem resistentes ao tema, realmente não se fala muito sobre o assunto. Entretanto, justamente por isso, é importante ampliarmos o entendimento. Afinal, a mediunidade é uma faculdade inerente a todo indivíduo. Todos nós, seres humanos encarnados na Terra, somos médiuns.

Pense bem. A palavra médium carrega em si o seu significado. Ser médium nada mais é do que ser um meio, ser intermediário. É cumprir um papel de ponte entre os mundos físico e metafísico. Somos seres que intermedeiam as energias elétricas e magnéticas. Somos seres eletromagnéticos.

A frequência na qual as ondas eletromagnéticas se manifestam constituem nosso mundo visível ou invisível. O aparelho visual humano nos permite perceber as frequências do espectro visível. No entanto, é muito importante sabermos que é apenas uma pequena fração dos diferentes tipos de radiação existentes. Podemos citar os raios gama, raios-x e ultravioletas, por exemplo, como parte desses espectros não visíveis ao olho humano.

Os seres desencarnados ou qualquer espírito não apresentam matéria física, mas nem por isso deixam de existir. Eles fazem uso das energias magnéticas de um médium para se comunicar ou desempenhar alguma função na matéria física, como cirurgias espirituais, por exemplo.

É bom salientar, porém, que não somos médiuns apenas quando trabalhamos de modo consciente, dando passagem para uma entidade desencarnada qualquer. Na verdade, intermediamos forças e energias elétricas e magnéticas a todo instante da nossa existência encarnatória. O que varia entre nós é o grau de desenvolvimento e como se dá a manifestação da mediunidade. Há, inclusive, situações em que o não reconhecimento da mediunidade gera desequilíbrios físicos e doenças bastante debilitantes.

Algumas pessoas nunca tiveram auxílio para desenvolver suas faculdades mediúnicas e, mesmo assim, expressam-nas de maneira bem perceptível. Outras já sentiram ou sentem algumas dessas manifestações, mas, por medo, se esforçam em bloqueá-las. Há também quem se esforce em desenvolvê-las e, ainda, aqueles que vão passar a vida toda sem nem saber que isso existe.

Compreende agora a importância de tal informação? À medida que reconhecemos esse recurso tão importante de conexão entre o mundo visível e invisível, acessamos recursos importantes de percepção de nossa própria realidade. Quando aprendemos a reconhecer as manifestações mediúnicas e sutis nos acontecimentos diários, ganhamos mais consciência sobre os fatos da vida.

A MINHA MEDIUNIDADE

Quando escutei, pela primeira vez, que era médium, não sabia o que fazer com a informação. Lembro que saí da consulta da terapeuta com suas palavras ecoando na cabeça. Me assustei, não conseguia conter o choro enquanto caminhava pela rua. Nem sei dizer por que chorava. Sei apenas que foi muito impactante receber tal informação.

Não entendia como poderia ser útil saber daquilo. Naquela época, entendia que ser médium significava trabalhar em um centro espírita, e eu não os frequentava. Tinha uma certa resistência, mesmo sem conhecê-los. Havia um centro perto do colégio em que estudei. Algumas amigas foram conhecê-lo, mas eu não quis ir. Elas voltaram impressionadas com o que viram, relataram situações de manifestações mediúnicas intensas com as quais se assustaram. Essa se tornou a base da minha construção mental sobre como lidar com o mundo dos espíritos.

Cresci em meio às tradições do catolicismo. Desde pequena, frequentava as missas dominicais com minha mãe, meus irmãos e avós maternos. Era um passeio tradicional de domingo. Costumávamos ir a uma capela em um colégio católico de Porto Alegre. Íamos com lotação máxima no opala caramelo, impecavelmente conservado, de meu avô. Era uma missa com poucos frequentadores. Sentávamo-nos bem na frente, sempre nos mesmos lugares. Eu, inclusive, ajudava na missa fazendo leituras.

Estudei em um colégio de congregação de freiras. Fiz os estudos e as formação católicas de primeira comunhão e crisma, seguindo à risca as crenças familiares em que estava inserida. Só depois disso, por volta dos 18 anos, comecei a investigar outras possibilidades. Naturalmente, me abri para experiências espirituais que me trouxeram entendimentos mais amplos sobre crenças, fé e devoção. Aprendi que espiritualidade transcende os limites da religião.

UM EPISÓDIO MARCANTE

Antes mesmo de saber que era médium, tive algumas amostras da minha sensibilidade. Na verdade, busquei ajuda terapêutica para entender o que estava acontecendo comigo. Eu havia passado por um episódio de manifestação mediúnica bem forte, o qual não conseguia explicar. Mauro e eu namorávamos havia pouco tempo, e eu estava na casa dele. Tive uma crise de choro sem motivo aparente. Mas era um choro diferente, muito intenso, parecia de uma criança. Meu corpo pedia para ficar encolhido, e eu não conseguia controlar as lágrimas. Mauro me observava, tentando me ajudar. Eu o via na minha frente, mas tinha a impressão de que era outra pessoa, não o reconhecia. E, assim, o choro aumentava. Era uma sensação muito estranha. Minha mente reconhecia que estava acontecendo alguma coisa além do tempo e do espaço da minha consciência, porém não conseguia sair daquela catarse.

Não sei dizer por que o choro começou nem quanto tempo durou. Tampouco sei como parou. Naquele momento, me dei conta de que precisava de ajuda. Mauro e sua mãe frequentavam um centro holístico de mulheres muito sensitivas. Foi lá que encontrei acolhimento e cuidado.

Minha família, de tradição católica, é formada por acadêmicos e cientistas. Meus pais e a maioria dos meus tios são professores universitários aposentados. Entre especialistas, mestres e doutores, cresci em um ambiente de intelectualidade e raciocínio lógico-linear. Minha casa sempre foi tomada de livros, com prateleiras por todos os lados.

Imagine, então, quão confusa fiquei. Comecei a entender que algo estava acontecendo, mas que a minha mente lógica-linear-científica não conseguia explicar. Além disso, as referências de fé que eu conhecia não me trazia as respostas que buscava. Continuei os atendimentos terapêuticos acessando camadas que iam contra minhas construções mentais. O mundo que eu conhecia começou a virar de cabeça para baixo.

Nesse período, percebi que as somatizações manifestadas no meu corpo anos antes tinham relação direta com a necessidade de acessar esse novo mundo do sentir sutil. Ter escutado da terapeuta que eu era médium foi apenas uma das primeiras fases desse processo sem fim.

Por mais que a terapeuta tenha me falado sobre minha facilidade mediúnica em 2004, apenas em 2019 me apropriei com segurança dessa habilidade. Nesses quinze anos de intervalo, fui uma buscadora incansável, ainda que tenha passado esse tempo todo duvidando da minha facilidade.

O que me faltava era clareza sobre onde minha mediunidade inseria-se nos fenômenos que me aconteciam. Hoje sei que, por muito tempo, procurei no lugar errado. Em vez de validar minhas próprias experiências, me comparava com outras pessoas que pareciam mais sensitivas. Participei de grupos em que as pessoas descreviam visões maravilhosas, outras tinham sonhos vívidos, algumas escutavam mensagens completas, e ainda havia aquelas que incorporavam seres não físicos. Minhas experiências pareciam muito modestas se comparadas às de todas elas. Eu reconhecia e valorizava a mediunidade dos outros, mas não conseguia fazer o mesmo com a minha, anulando meus próprios recursos sensitivos.

Isso não significa que não tive experiências mediúnicas significativas ao longo desses anos, pelo contrário. Muitas aconteceram naturalmente, mas eu as menosprezei. Outras nem percebi que ocorreram e algumas apenas notei anos depois. Hoje, sei que levei quinze anos para amadurecer, reconhecer e me apropriar da minha própria energia sutil.

Através das pessoas que atendo descobri que eu não sou uma exceção. Há muitas pessoas vivendo como eu anos atrás, que têm sintomas, dificuldades e perturbações em virtude de facilidades mediúnicas não reconhecidas. Acredito, cada vez mais, que o caminho para sermos livres passa pela apropriação de nossa mediunidade. Quanto mais clareza tivermos dos mecanismos de ligação entre os mundos visível e invisível, mais facilidade teremos para manifestar nossa verdade na matéria visível. Minha intenção é ajudar as pessoas a reconhecerem as suas e encurtar esse caminho.

MEDIUNIDADE PRÁTICA

O sentir e, em especial, as habilidades mediúnicas, acontecem de maneira natural e espontânea. No entanto, para que possamos valer-nos de seus benefícios e ampliar nosso entendimento, é importante a busca intencional e consciente por seu desenvolvimento.

Dificilmente alguém nunca manifestou alguma expressão de sua mediunidade. Até mesmo quem não reconhece ou nega a existência da mediunidade é incapaz de controlar sua manifestação espontânea em algum momento da vida. E, mais do que isso, é bem provável que todo dia haja algum tipo de manifestação que passe desapercebida por essa pessoa. Isso acontece com cada um de nós. Há muitas maneiras de racionalizar o que sentimos e invalidar a expressão sensorial mediúnica. E é justamente isso que fazemos durante boa parte de nossa jornada encarnatória.

Lembre-se de que mediunidade não se limita a conversar com espíritos e seres desencarnados. Tampouco está condicionada a visualizar anjos, santos e demônios. Muitos líderes são mediúnicos e atribuem sua capacidade de realização única e exclusivamente a ter uma mente focada, disciplinada e inteligente. No entanto, ignoram um amplo amparo invisível e inconsciente que os auxilia na condução de sua vida e de seus resultados.

Já imaginou o quanto mais potente seria a capacidade de manifestação de um ser se ele usufruísse, de modo consciente, de sua habilidade mediúnica? A conexão mediúnica, quando alinhada e livre de dores, traumas e interferências, conecta o indivíduo à ampliação de sua sabedoria intuitiva. A partir dessa conexão, tamanha potência ganha passagem livre por nosso sistema físico corporal e, assim, tornamo-nos manifestações concretas e amorosas desse fluxo no mundo visível.

Apresento alguns recursos simples que o ajudarão nessa jornada. Sugiro alguns exercícios com o intuito de descobrir as informações contidas em você mesmo. Um deles utiliza recurso externo e dois deles, apenas seu corpo. Por meio da investigação de si, você pode perceber, por exemplo, que há situações em que sente qual a melhor decisão a tomar, mas nem sempre valida sua intuição. A partir da tomada de consciência, é possível ganhar confiança para ter mais assertividade nas decisões.

A seguir apresento os três formatos de exercícios e, na sequência, explicarei como utilizá-los para obter os resultados úteis em sua autoinvestigação.

O USO DO PÊNDULO

Esse recurso utiliza um instrumento externo para demonstrar informações internas. Nesse caso, o pêndulo nada mais é do que uma extensão de nosso corpo. Sendo assim, o que ele indica é o mesmo que nosso corpo, por si só, indicaria se soubéssemos sentir.

Para o objetivo investigativo que estou sugerindo, pode ser usado qualquer objeto fixado em um cordão. Você mesmo pode fazer seu pêndulo ou utilizar um colar, por exemplo. Também há inúmeros tipos de pêndulo que podem ser comprados em lojas específicas. O importante é ter um objeto com certo peso fixado em um cordão com mobilidade, a fim de se movimentar livremente. Caso decida comprar algum, sugiro os de madeira que, se caírem no chão, não quebram e são fáceis de manusear.

O primeiro passo é familiarizar-se com seu pêndulo. Em uma folha de papel, desenhe um diagrama em cruz: uma linha vertical e outra horizontal cruzadas no seu ponto central. Acima da linha vertical escreva "sim" e, ao lado da linha horizontal, escreva "não". Faça, então, alguns movimentos com o pêndulo repetindo a orientação e reforçando a indicação de "sim" ou "não" na linha específica. Com esse movimento, você está convencionando que, toda a vez que a informação for positiva, o movimento livre do pêndulo será vertical e, quando a informação for negativa, será horizontal.

Repita o movimento quantas vezes forem necessárias até que você perceba que, ao deixar o pêndulo na posição central e pedir que lhe mostre o "sim", ele realiza o movimento de modo livre e autônomo na vertical. Faça o mesmo em relação ao movimento do "não". Quando os testes saírem conforme o esperado, está pronta a convenção.

Há outras maneiras de convencionar o "sim" e o "não" para o uso do pêndulo. Uma bastante usada é a dos movimentos circulares horário e anti-horário. Para isso, desenhe dois círculos quase completos um ao lado do outro. Na ponta aberta de um dos círculos, desenhe uma flecha indicando o sentido horário e, na outra, o sentido anti-horário. Faça os movimentos circulares acima de cada um repetindo em voz alta (ou mentalmente) a sua indicação de "sim" e "não". Normalmente, usa-se o "sim" para sentido horário e o "não" para o anti-horário.

É importante atentar que nem todos obtêm respostas do pêndulo com a mesma facilidade. Pode ser mais fácil para uns do que para outros. E está tudo bem. Apenas teste e pratique até que consiga perceber a resposta de seu pêndulo.

O sucesso da utilização do pêndulo tem a ver com a intenção verdadeira de não querer interferir no resultado. Para nos livrarmos desse desejo de interferir, é importante estarmos cientes do nível de envolvimento emocional e racional que temos com relação às perguntas que estamos fazendo. Sugiro que faça uma prática meditativa ou de relaxamento antes da utilização do instrumento. O ideal é acessarmos um estado de calmaria mental. Dessa maneira, ao nos prepararmos, deixamos de lado as construções mentais e a intenção de validar a opinião própria.

ENCONTRANDO O "SIM" E O "NÃO" NO PRÓPRIO CORPO — SUGESTÃO SIMPLIFICADA

Caso não queira utilizar um recurso externo, saiba que é possível fazer as investigações em seu próprio corpo. O corpo detém informações que passam desapercebidas pela mente. Se aprendermos a lhe fazer perguntas, obteremos respostas esclarecedoras.

Acessamos tais informações por meio da cinesiologia, que consiste no estudo do movimento do corpo humano. É um estudo bastante amplo, mas, para nós, o importante é reconhecer como o corpo reage ao indicar o "sim" e o "não". Essa técnica costuma ser chamada de teste muscular. Ela possui diversas variações e vou mostrar uma simples para você.

Fique em pé. Posicione o corpo de modo confortável. Mantenha as pernas afastadas de modo a alinhá-las à largura dos ombros. Flexione os joelhos levemente. Inspire e expire alguns ciclos. Solte as tensões de todo o corpo. Mesmo em pé, relaxe o máximo possível.

Quando sentir-se relaxado, converse com o seu corpo. Em voz alta ou apenas com o comando mental, diga: "Corpo, mostre-me o seu 'sim'". A tendência é o corpo naturalmente tombar para a frente, indicando a resposta afirmativa, mas há a possibilidade de o corpo tombar para trás. Há casos também em que o corpo se desloca para os lados.

Após perceber o movimento do corpo para o "sim", repita o processo para o "não". Teste algumas vezes até que tenha clareza sobre a indicação. A amplitude do movimento pode variar de pessoa para pessoa, mas o importante é que seja claro entre o "sim" e o "não".

Em seguida, faça perguntas para as quais sabe as respostas. Por exemplo, pergunte "Meu nome é (diga seu nome verdadeiro)?" e observe a resposta do seu corpo. Então questione "Meu nome é (diga outro nome qualquer)?" e siga observando. Faça isso até se sentir seguro em relação aos movimentos de resposta do seu corpo.

ENCONTRANDO O "SIM" E O "NÃO" NO PRÓPRIO CORPO — SUGESTÃO APROFUNDADA

À medida que a comunicação com o corpo se torna mais consciente, é possível aprofundá-la. Talvez você já reconheça certas manifestações espontâneas do corpo que entenda como confirmação ou alerta. Há pessoas que sentem calafrios, formigamentos, escutam zumbidos, têm contração muscular involuntária etc. Outras talvez até sintam essas coisas, mas nunca associaram isso a algo específico.

Se esse é o seu caso, não se preocupe. Vou ajudá-lo a encontrar uma maneira de entender o que seu corpo quer dizer. Quando descobrimos as manifestações espontâneas do corpo, podemos estar em qualquer situação do cotidiano e perceber o que é favorável ou desfavorável com mais facilidade, facilitando os processos da vida. Tenha consciência, porém, de que nem sempre o melhor é evitar desconfortos, já que estes, dependendo de nosso grau de consciência, nos impulsionam ao crescimento. Portanto, confie na sabedoria do seu corpo e não invalide percepções que podem te deixar em desconforto. Nunca saberemos se aquela situação é uma amenização de situações mais graves.

Vou apresentar a você uma possibilidade de conexão com o seu corpo. No entanto, se sentir que deve mudar alguma palavra, fique à vontade, deixe sua intuição fluir.

Escolha um momento de seu dia em que possa ficar em silêncio e livre de interrupções. Sente-se em uma posição confortável, alinhando sua coluna. Inspire e expire algumas vezes. Repita até sentir que esqueceu o mundo externo e está pronto para mergulhar em si mesmo. Caso esteja muito tenso ou com dificuldade de se desligar das tarefas cotidianas e preocupações, movimente um pouco o corpo antes de se sentar. Alongue-se, movimente pescoço e cabeça. Dê alguns pulinhos e sacuda os braços e as pernas como se estivesse soltando pesos e cargas do corpo.

Agora, sentado e receptivo para o mergulho interno, reconheça o corpo que lhe permite viver a sua existência nessa forma. Faça uma espécie de escaneamento, desde os dedos dos pés até a cabeça. Visualize uma névoa fresca e relaxante passando por cada uma das partes do seu corpo. Reconheça e agradeça seus membros, órgãos, suas células.

Se sentir necessidade, converse com órgãos ou partes específicas, em especial com aquelas que trazem algum tipo de desafio. Diga que talvez você as tenha esquecido, mas que neste momento está reconhecendo a importância delas e é grato por todo o serviço que prestam na constituição do corpo. Leve o tempo que achar necessário.

Então vá para um nível mais profundo de conexão e reconheça uma sabedoria intrínseca a todos os componentes de seu corpo. Sinta a conexão entre as partes que parecem isoladas, mas que constituem esse conjunto de extrema complexidade e perfeição. Converse, explicando que talvez nem entenda muito bem que sabedoria é essa, mas que está reconhecendo sua existência e estabelecendo uma conexão que deseja manter ativa e cada dia mais forte e consciente. Peça permissão para trabalharem juntos na melhora de sua saúde e vitalidade. Sinta-se sendo (re)conhecido e recebido por essa sabedoria e consciência, pois ela sempre esteve com você. Ela é você.

Quando estiver nesse estado de conexão, peça a indicação do "sim" em seu corpo. Diga: "Querido corpo, me dê o seu 'sim'. Um 'sim' que eu reconheça facilmente, por meio do qual possamos nos comunicar nas mais diversas situações". Perceba se seu corpo reage de alguma maneira, se algum movimento ou sensação acontece: um formigamento, um movimento involuntário do braço, um zumbido no ouvido, um arrepio na espinha etc. Preste atenção na lateralidade, se a reação se manifesta no lado direito ou esquerdo. Repita a pergunta algumas vezes. Deixe a resposta fluir pelo seu sistema.

Na sequência, faça o mesmo para o 'não' e observe seu corpo com atenção. Perceba se as manifestações são completamente diferentes. Tudo é possível.

Cada indivíduo terá seu próprio código de comunicação interno. Descubra o seu. Mergulhe na sua própria conexão. Uma vez estabelecida, você vai perceber o quanto ela é especial e única.

Caso não sinta nada na primeira vez, persista. Livre-se das cobranças e das expectativas. Apenas deixe seu corpo fluir com sua sabedoria. A atividade mental e racional excessiva prejudica a conexão intuitiva e sensorial, mas não impede que esta aconteça. Apenas siga treinando com leveza e relaxamento. Aos poucos, as percepções vão tornando-se mais claras.

COMO FAZER AS PERGUNTAS PARA O SEU CORPO

Agora que já sabemos como obter respostas de "sim" e "não" por meio de nosso corpo, precisamos aprender como utilizar essa ferramenta de modo a otimizá-la. Isso significa que temos de estar atentos à maneira como formulamos as perguntas. Não adianta fazermos perguntas muito extensas ou confusas, pois não nos ajudarão no processo de ampliação de nossa consciência.

Alguns exemplos de perguntas diretas, às quais seu corpo estará apto para responder:

* A oportunidade X me expande?
* A oportunidade X é uma prioridade para mim neste momento?
* A oportunidade X é favorável para meu crescimento profissional neste momento?
* A oportunidade X é favorável para meu crescimento espiritual neste momento?
* A oportunidade X é a minha melhor oportunidade neste momento?
* O curso X me expande?
* É uma prioridade inscrever-me no curso X?

Quando estamos prestes a estabelecer algum tipo de parceria, na vida profissional ou pessoal, gosto de testar as compatibilidades com as pessoas envolvidas. Então faço perguntas do tipo ao meu corpo:

* A pessoa X tem ressonância comigo?
* A pessoa X é compatível comigo para desenvolver o projeto Y?
* A pessoa X pode me ajudar na questão Y?
* A pessoa X é a melhor pessoa para me ajudar na questão Y?
* É melhor realizar a tarefa X sozinha?

* É melhor realizar a tarefa X em conjunto com outra pessoa?
* O terapeuta X é a pessoa mais indicada para me ajudar neste momento da minha jornada?
* O mentor X é a pessoa mais indicada para me ajudar no processo de expansão profissional que é importante para mim neste momento?

Você pode criar as perguntas que quiser, essas são apenas algumas possibilidades. Em alguns momentos, as respostas não serão tão esclarecedoras, mas vão ajudá-lo a investigar outras questões importantes. À medida que esse recurso for utilizado para tomar decisões, é provável que você perceba que nem sempre a sua mente concorda com as respostas que seu corpo lhe dá. É assim mesmo.

Se dominarmos essa ferramenta, fazendo as perguntas corretas e aceitando as respostas de nosso corpo sem permitir a interferência da razão, será ótimo para todos os envolvidos. Claro que nossas experiências pessoais são fontes riquíssimas de amadurecimento, e dificilmente vamos eliminar todos os pontos de dor ou fracassos – fazem parte da vida e não devemos temê-los ou nos envergonhar. No entanto, podemos escolher amadurecer pelo amor em vez da dor. E, se as ferramentas que conheço puderem lhe ajudar a amadurecer por meio do sucesso, escolho esse caminho.

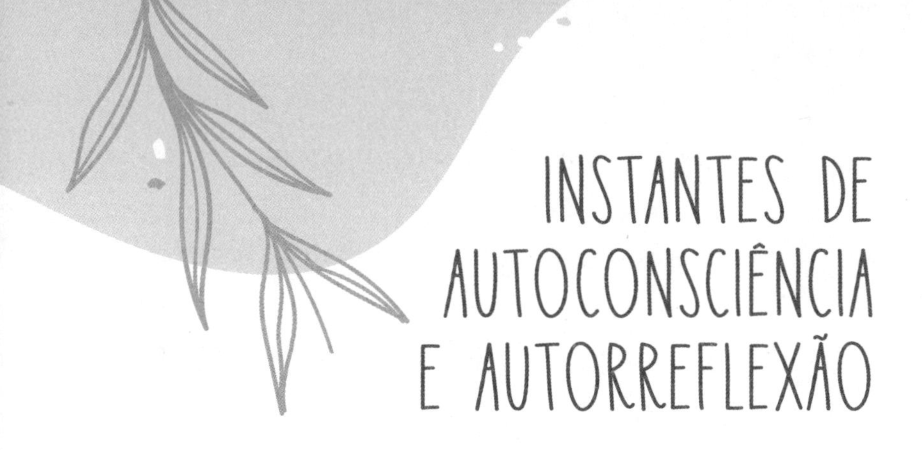

INSTANTES DE AUTOCONSCIÊNCIA E AUTORREFLEXÃO

O que estou sentindo nesse momento?
Eu consigo reconhecer o que sinto?
Eu me permito sentir?
Como sinto que está minha vida nos últimos dias, semanas e meses?
Eu sinto dores e desconfortos no meu corpo?
Consigo perceber minha intuição? Como ela se manifesta?
Consigo perceber minha mediunidade? Como ela se manifesta?
O que entendo que preciso melhorar ou desenvolver no ciclo do Sentir e Intuir?

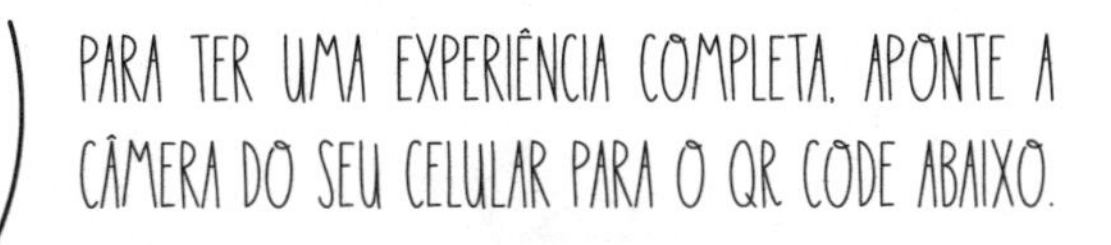

CAPÍTULO 8

Ciclo 2 Compreender e liberar

Seria maravilhoso se nossas memórias de dor, sintomas e situações desagradáveis da vida desaparecessem pelo simples fato de reconhecermos a existência. Estar aberto para a cura é um dos primeiros passos para a conquista da saúde plena, embora ainda não seja o suficiente. A liberação de nossos aprisionamentos internos e externos passa por reconhecermos que somos prisioneiros. Depois de entender a prisão em que estamos, podemos traçar um plano de liberdade.

Negar a prisão nos impede de sair dela. Quando o processo de negação ou alienação está ativo, mesmo que alguém nos ofereça ajuda, corre-se o risco de não aceitá-la, ou de criar empecilhos para que não seja efetiva.

Neste segundo ciclo, convido você a descobrir novas perspectivas sobre a vida. Ao ampliar as possibilidades de compreensão, quero que você se sinta com mais recursos para encontrar caminhos que tornem sua vida mais leve e harmônica. A partir do maior entendimento sobre os fenômenos e acontecimentos, espero poder ajudá-lo a entender que tipo de liberações podem ser importantes para se sentir melhor e manifestar experiências mais condizentes com seus sonhos e desejos.

Há muitas maneiras de liberar o que nos desagrada. Não há uma ferramenta única e miraculosa que servirá para todas as curas e liberações, muito menos um ser humano encarnado na Terra que será seu salvador. Todos os seres e ferramentas disponíveis para contribuir para seu processo têm seus propósitos e limites de atuação. É parte do aprendizado da jornada identificá-los e fazer escolhas dentro do seu próprio entendimento sobre o processo que está vivendo.

Quando menciono liberações e curas, refiro-me a necessidade de acabar com determinadas perturbações. Evite generalizar. Embora haja pistas que se revelam comuns a inúmeras situações e pessoas, certifique-se de que também sejam adequadas a você. Cada indivíduo manifestará suas próprias questões perturbadoras a partir do que acumula de registros conscientes e inconscientes, sejam eles padrões negativos ou repetitivos, desconforto, inadequação, incapacidade, dificuldades em certas áreas da vida ou limitações. Busque compreender a partir de suas próprias referências e descobrirá que as liberações acontecerão com muito mais facilidade.

DESCOBRINDO NOVAS PERSPECTIVAS

Vivemos em um mundo de cobranças: padrões de beleza, sistemas familiares, status social, sucesso profissional, crenças religiosas. Dependendo de onde nascemos e do ambiente em que estamos inseridos, as cobranças tendem a variar, mas nos acompanham por onde vamos. Você já sentiu que, independentemente do que faça da sua vida, alguém critica ou menospreza suas conquistas? Ou então já sentiu que estava em uma busca desenfreada por ser bom, competente e feliz para agradar os outros e o mundo?

Mas será que é isso mesmo? Somos tão importantes para o mundo que merecemos tamanha atenção? Que mundo é esse que cobra, julga, pressiona, condena, controla, desrespeita, perturba e ataca?

Esse mundo julgador e opressor como um ambiente externo e autônomo na verdade não existe. Sei que é difícil concordar com essa afirmação quando nos sentimos agredidos, pressionados e cobrados. Esses sentimentos, sim, são reais. E mais do que isso, são as pistas de que precisamos para nos libertarmos dessa falsa percepção de mundo agressor. O mundo de cobranças existe apenas como um reflexo dos nossos próprios processos internos.

Nós mesmos somos os responsáveis por vivenciarmos tais sentimentos ruins e precisamos nos apropriar de uma responsabilidade que, na maioria das vezes, não é acessada pela razão ou pelo pensamento lógico-linear. Essa responsabilidade se apresenta de maneira sutil e camuflada.

Você deve estar pensando em uma pessoa opressora que o perturba profundamente, com cobranças reais, verbalizadas e expressas por meio de comportamentos abusivos ou intimidadores. Talvez essa seja uma pessoa próxima a você, como pai, mãe ou cônjuge. Não estou negando a existência de tais situações. Muitas vezes vamos sentir cobranças e julgamentos.

O que estou dizendo é que podemos melhorar como lidamos com tais situações. Encontrando as cargas ocultas que constroem a realidade indesejada, ganhamos a possibilidade de liberação de seus aspectos desagradáveis. Se ao analisar os fatos de sua vida você não conseguir perceber o que está construindo suas perturbações, encontre novas perspectivas. Não se trata de cargas explícitas, mas ocultas, camufladas sob outras camadas superficiais e, por isso mesmo, normalmente não as percebemos.

Quando estiver se sentindo desconfortável com alguma coisa que parece ser uma demanda do mundo externo, reflita sobre o que está em você que precisa ser resolvido, transformado ou aceito. É bem possível que suas respostas estejam mais próximas do que imagina. Por exemplo, se está vivenciando situação de abandono ou rejeição, pergunte-se "quem em mim ainda precisa ser abandonado e rejeitado"? Se as dívidas financeiras se multiplicam, pergunte-se "que dívida eu sinto que tenho com as pessoas e o mundo?".

Esse exercício de ver o mundo com outros olhos e mudar a sua perspectiva de agente passivo para ativo não resolve as dores instantaneamente. É provável que você siga vivenciando situações perturbadoras mesmo estando atento a elas. No entanto, você começa a permitir que, a partir dos novos entendimentos sobre a vida, a resposta chegue naturalmente, por meio de pessoas, livros, filmes, intuição ou qualquer outro meio que você reconheça.

Antes de criticarmos o mundo, sugiro que exerçamos a autocrítica. Antes de julgarmos o mundo, sugiro que sejamos mais amorosos conosco mesmo. Antes de querermos compreender o mundo, sugiro que compreendamos a nós mesmos. Antes de querer mudar o mundo, sugiro que mudemos a nós mesmos.

O mundo não existe. O outro não existe. Ao mesmo tempo, todos existimos. O mundo passa a existir através das experiências que eu vivo em relação ao mundo. Da mesma forma que o outro passa a existir através das experiências que eu vivo em relação ao outro. Ou seja, cada um de nós vive um mundo único, pois este está condicionado às nossas próprias experiências. Da mesma maneira nos torna indivíduos diferentes frente a cada ser que interage conosco, pois somos percebidos de forma única por cada um.

AUTORRESPONSABILIDADE, VITIMISMO E CULPA

Autorresponsabilidade é um termo que tem sido bastante falado, mas pouco vivenciado. Ser autorresponsável consiste em reconhecer e assumir que, independentemente do que aconteça em sua vida, existe uma relação sua com cada um desses fatos. Entender como os fatos e experiências da nossa realidade se relacionam conosco é um grande desafio, por isso, ser autorresponsável torna-se tão desafiador.

Devemos aceitar que os fatos da vida são fruto de nossas construções internas, incluindo acidentes, fatalidades ou quando terceiros nos causam desconforto. E é neste momento que o entendimento da autorresponsabilidade fica fragilizado ou até esquecido. O vitimismo e a culpa roubam todas as forças da autorresponsabilidade.

Costumamos nos sentir vítimas de alguém ou de uma situação que julgamos injusta. Há uma tendência a procurarmos culpados ou justificativas para questões que não nos agradam. No entanto, agir assim elimina a chance de avançar na vida com leveza e como protagonistas de nossa própria história. Resgatar a autorresponsabilidade devolve a chance de assumirmos o lugar principal no palco da nossa vida.

Claro que, quando alguém está imerso nas próprias dores, sentindo-se muito magoado e injustiçado, evito trazer à tona a questão da autorresponsabilidade. Em um momento de fragilidade emocional, as pessoas costumam adotar uma postura de vitimismo, julgando algum fator externo como grande algoz do ocorrido, ou assumem a culpa por tudo, colocando-se como carrascas de si mesmas. Se eu falar sobre autorresponsabilidade nesse momento, provavelmente ficarão ofendidas por entender que elas mesmas se colocaram em tais circunstâncias. Então procuro, primeiramente, tirá-las da condição de impotência e incapacidade antes de introduzir a possibilidade de transformar sua própria postura diante da situação e, assim, encontrar maneiras de resolver o problema ou de se sentir melhor.

Certamente, não temos controle sobre todos os fatores que afetam nossa saúde, nossas relações, nosso bem-estar etc. Não tenho dúvidas de que os aspectos da nossa vida respondem a estímulos multifatoriais e externos também. Estamos imersos em contextos adversos que potencializam consequências indesejadas e desagradáveis. Há eventos que afetam grandes grupos de pessoas ou vastas regiões geográficas e poderiam ser vistos como inevitáveis. Mas será que toda situação adversa gera o mesmo resultado, em todas as pessoas, e de maneira igual?

Por exemplo, digamos que uma pessoa esteja sofrendo de uma doença considerada hereditária. Mesmo que se reconheça a existência de enfermidades que se repetem dentro de uma linhagem familiar, você já percebeu que há pessoas daquela mesma família que quebram essa tendência e passam a vida sem manifestar tal diagnóstico?

A verdade é que, por mais que estejamos sob influência de fatores e situações sobre os quais não temos controle, é injusto transformá-los em responsáveis por nossas doenças, misérias e dificuldades. No entanto, tenha cuidado quando trouxer para si a responsabilidade. Ser responsável não é ser culpado de nada; o que estamos fazendo aqui não é culpabilizar a "vítima". Ser responsável é compreender que há algum aspecto interno que ainda está permitindo tais situações acontecerem.

Em minha prática de atendimentos, percebo situações delicadas no que se refere à autorresponsabilidade. Nem todos estão dispostos a receber a totalidade da informação que é possível acessar em nossos sistemas. Se considerarmos nossa existência como uma vida contínua, em que há ciclos que se renovam com nascimentos e mortes, ou seja, o que se chama de reencarnação, percebe-se que a vida atual representa muito pouco do que impacta os acontecimentos da vida contínua.

Os anos de vida entre nosso nascimento e nossa idade atual são um período muito pequeno na linha do tempo que inclui outras experiências encarnatórias. Ou seja, é muito provável que estejamos enfrentando doenças, tragédias, dificuldades e abusos pelo fato de haver alguma informação anterior ao nosso último nascimento.

Identifico dois aspectos básicos nessas informações: o primeiro deles são as experiências de sofrimento por termos passado por situações traumáticas nas vidas anteriores. Nesse caso, a tendência é buscarmos nos proteger da repetição de tais experiências. Algumas consequências possíveis são bloqueios, estagnações, paralisias, travamentos, contrações e fugas.

O segundo aspecto consiste nas informações referentes a maldades que tenhamos cometido. Mesmo que atualmente sejamos pessoas pacíficas, boas e justas, muito provavelmente acumulamos históricos anteriores horrorosos. Nesses casos, algumas possíveis consequências são a sensação de estar em dívida com outras pessoas, acumular dívidas, sentir-se culpado, manifestar doenças, vivenciar abusos e desrespeitos e vivenciar sofrimentos variados.

A forma como todas essas informações interagem são únicas em cada indivíduo. Acredito que não seja possível generalizar e afirmar, por exemplo, que todas as pessoas que sofrem de algum mal tenham sido causadoras de sofrimento aos outros. É necessário adentrar o campo de informações de cada pessoa e acessar as suas peças do quebra-cabeças da autorresponsabilidade.

Por isso, a vida é um processo evolutivo e cíclico. Mesmo que tenhamos aspectos da nossa vida que não foram bondosos, justos ou honestos, temos a chance de corrigi-los e liberarmos suas cargas nessa ou em outras experiências encarnatórias. As memórias de dor que acumulamos, mesmo aquelas de origem desconhecidas para o consciente, criam mais dores ao longo da vida. Por isso, existe a necessidade urgente de compreender e liberar as memórias de dores individuais e coletivas que existem em cada um de nós.

Precisamos quebrar os ciclos das dores, das doenças, da criminalidade, da violência, dos abusos, da desonestidade e de tantas outras maldades e crueldades. Mas sem esse senso de reconhecimento da autorresponsabilidade, isso torna-se quase impossível. Ao projetarmos a culpa e a responsabilidade ao exterior, perpetuamos as dores e perdemos a oportunidade de cura. Portanto, convido-os a resgatar a autorresponsabilidade do modo mais amoroso possível. Pratique-a observando se você costuma assumir uma postura de culpado ou de vítima da situação. Analise seus comportamentos e os padrões que se repetem. Examine até que ponto você reconhece conflitos internos, dúvidas e incertezas. Perceba se consegue se manter livre de julgamentos, condenações e justificativas. Comece pela observação, sem a pretensão de entender todas as razões por trás do que acontece em seu cotidiano.

Quando ficar mais atento a si mesmo, vai entender que seu corpo e os eventos de sua vida conversam com você a todo instante. A conversa que se inicia com um sussurro baixo vai evoluindo para uma fala em tom natural até que se torna uma gritaria. O corpo grita pedindo para ser visto. Os eventos tornam-se agressivos, querendo chamar atenção, e questões que poderiam ter sido cuidadas com facilidade viram transtornos que geram traumas enormes e paralisantes.

Pergunte-se: por que me coloquei nesta situação? Qual o aprendizado por estar vivendo isso? Já vivi algo semelhante? Essa situação é recorrente? Por mais desagradável que seja, ela me protege de alguma coisa? Essa situação alivia alguma culpa ou medo? Reflete algum padrão em minha vida que não quero mais reproduzir? Me sinto em dívida com o mundo? Estou acumulando culpas desnecessárias?

Muitas dessas perguntas podem ficar sem resposta, ou serem respondidas de modo intuitivo, na forma de ideias vagas.

O importante não é a resposta em si, mas o processo de reflexão a partir do olhar não julgador sobre a nossa vida. Quando nos sentimos confortáveis nesse papel de observadores, ampliamos a consciência sobre nós mesmos e os mecanismos inconscientes que regem as circunstâncias desagradáveis nas quais nos envolvemos.

No entanto, para o processo de liberação de tais memórias de dor mais profundas, é importante encontrar pessoas que acessem ferramentas energético-espirituais que consigam atuar em tais registros. Acredito que todos temos o potencial ainda não manifestado de fazê-lo, mas, infelizmente, ainda não reconhecemos amplamente nossos recursos de autocura. Por isso, destaco a importância da conexão interna e do desenvolvimento de nossas ferramentas intuitivas e mediúnicas para a manifestação de um mundo mais harmônico e para o aprimoramento e evolução individual de cada um de nós na jornada de ser livre.

AS CICATRIZES DAS DORES DA ALMA

Liara tinha pouco menos de 30 anos. Estudante de Medicina, era bastante dedicada aos estudos. Já se sentia à vontade com os pacientes nas atividades práticas do final do curso, mas ainda parecia insegura quando se juntava aos profissionais mais experientes. Precisava decidir sua área de especialização. Escolheu aprofundar-se em neurologia, mas, após algumas experiências no hospital, questionava-se se esse seria, de fato, o melhor caminho.

Vivia com a mãe e não via o pai havia mais de uma década. Nascera em um ambiente em que ambos discutiam muito e faziam uso de drogas. A mãe deixou a dependência química antes do nascimento de Liara, mas até hoje precisava de cuidados médicos: apresentava comportamento instável, com surtos ocasionais e crises violentas. Liara vivia sob alerta, com medo de que novos surtos acontecessem. Temia sofrer agressões.

Era uma jovem bonita. Já tivera alguns relacionamentos afetivos com rapazes atenciosos e cordiais. No entanto, não se sentiu segura com nenhum deles. Saber que alguém se interessava por ela despertava seus mais profundos instintos de perigo. Afastava-se de todos.

Vivia em um estado de fadiga constante que se agravara nos últimos meses. Fazia acompanhamento psiquiátrico havia anos. Usava medicamentos antidepressivos para dar conta de suas rotinas de estudos, trabalho e convívio com a mãe.

Recentemente, em função do excesso de cansaço, fez alguns exames médicos que identificaram um sopro no coração. Foi diagnosticada com miocardia grave, e o médico indicou uma cirurgia emergencial. Nesse período, Liara chegou ao meu consultório.

No atendimento, senti o quanto o esforço de sair daquelas dinâmicas de sofrimento comprimiam o coração de Liara, como se ela buscasse uma saída para a dor – o que acabava se manifestando em seu corpo físico.

Liara apresentava um histórico de fragilidade emocional desde sua concepção. Vinda da união de pessoas que careciam de autocuidado e amor-próprio, dependentes químicas e com fragilidades psíquicas, Liara também recebeu essa carga em seu sistema. Como mulher adulta buscando afirmação profissional como médica, carregava dúvidas sobre si mesma. Sentia-se carente em diversos aspectos.

Embora os fatos de sua vida pudessem explicar muitos de seus incômodos, seu campo indicava que as origens desses sentimentos estavam em outras experiências encarnatórias. A tendência é que reeditemos nesta vida as memórias de dor originárias de outro tempo e espaço. Por termos tido sentimentos de sofrimento ou culpa, passamos por situações que acionam os gatilhos do passado para que possamos trazê-los para o presente. O que reconhecemos como tempo presente contém em si o passado e o futuro. E, por isso, temos a chance de liberar aspectos que parecem desconectados de nossa realidade atual, mas que, na verdade, são desconectáveis.

Mesmo sem querer, Liara estava se afundando em um processo de vitimismo, autocondenação e culpabilidade. Entre o desejo de ser livre da mãe doente e a culpa por deixá-la, sua vida havia se estagnado. Entre a vontade de ter um companheiro que supriria a carência por cuidado e o medo de se relacionar com um homem violento como seu pai, preferia manter-se longe de todos. Estava entre o consciente e o inconsciente, entre os prazeres e as dores, entre a ânsia de ser feliz e a memória de que essa felicidade não existia. Os conflitos internos estavam consumindo sua vida.

Quando, consciente ou inconscientemente, percebemos estar sem saída, a morte pode ser uma fuga das cargas que julgamos não conseguir sustentar. Sob a perspectiva do mundo visível, consideramos o suicídio como um ato pontual e fulminante em que o indivíduo acaba com sua encarnação atual. No entanto, sob a perspectiva do mundo invisível, as doenças podem também ser consideradas maneiras lentas e graduais de suicídio, em que a pessoa se ilude ao se ver vítima de algum fator externo fora de controle.

Nada mais simbólico do que o coração manifestar o pedido de socorro de Liara. Lesões e problemas no coração assustam qualquer um. Devido à gravidade do diagnóstico, Liara abriu-se a novas possibilidades de auxílio. Por indicação da psiquiatra, que a acompanhava havia oito anos, trabalhei as liberações das memórias de dor de Liara em dois atendimentos. Liara autorizou que trocássemos informações em um trabalho conjunto para encontrar respostas em seu tratamento.

O segundo exame cardíaco de Liara, um pouco mais específico que o primeiro e realizado para a confirmação do diagnóstico de indicação cirúrgica, contradisse o primeiro. Os médicos reavaliaram o quadro e concluíram não ser grave como parecia à primeira vista, excluindo, então, a necessidade de intervenção cirúrgica.

Liara segue com seu coração físico sem necessidade de procedimentos invasivos. No entanto, seu coração de menina e mulher ainda carecem de muitos cuidados e reparos. As dores da alma também deixam cicatrizes profundas, feridas abertas que não vemos e tornam-se incuráveis por ignorarmos sua existência.

VOCÊ NÃO É DOENTE

Entenda: você não é doente. Está apenas descobrindo ser analfabeto na linguagem de seu próprio corpo. O que acontece é que você carrega dores tão profundas e debilitantes que consomem o seu corpo físico também. Assim, não somos a doença. Não somos os sintomas. Não somos as limitações. Manifestamos as enfermidades para que encontremos as memórias de dor que nos consomem e assim possamos liberá-las.

Talvez vocês esteja se perguntando: "Como assim não sou doente, se há anos carrego esse diagnóstico?" ou "Como não sou doente, se meu corpo dói e tenho inúmeras limitações?". A questão é que nos acostumamos com os diagnósticos e nos apropriamos deles. Faça a si mesmo as seguintes perguntas: a doença me conforta? Ela me protege? Alivia meus medos? Minhas culpas? Minhas responsabilidades? O que a doença esconde? O que ela fala? O que ela pede?

É provável que agora você esteja pensando: *Que horror! Como pode tamanha insensibilidade?!* Em um primeiro momento, tais questionamentos parecem desmerecer a dor de alguém, mas não é o caso aqui. O verdadeiro horror é a ignorância sobre nós mesmos. Ignoramos nossa natureza de luz e vivemos presos nas sombras, ou seja, em dores, doenças, dificuldades, acidentes, traumas – os aspectos não vistos e não reconhecidos que habitam nosso sistema e se manifestam de maneiras desagradáveis, a fim de serem vistos.

Enquanto seguirmos acreditando somente na doença, continuaremos aprisionados na impossibilidade da cura. Devemos encarar a doença como uma situação transitória, um enigma a ser desvendado, um aviso. Esse recado vem impresso na carne e no osso, transcende as barreiras das línguas faladas, mas ainda necessita de tradutores. Afinal, a maioria das pessoas não conhece a linguagem do corpo. Se conhecesse, seríamos sociedades sadias e cheias de vitalidade.

INSTANTES DE AUTOCONSCIÊNCIA E AUTORREFLEXÃO

Do que me sinto prisioneiro?
O que me desagrada em mim e tenho dificuldades de melhorar?
Que situações desagradáveis ocorrem em minha vida e tenho dificuldade de evitar que se repitam?
Em que aspectos da minha vida percebo a autoresponsabilidade, o vitimismo ou a culpa se manifestando?
O quanto ainda estou preso a julgamentos e autojulgamentos?
As doenças me consomem a vitalidade ou tornam-se oportunidades de compreender e liberar memórias de dor armazenadas em meu corpo?
O que entendo que preciso melhorar ou desenvolver no ciclo do Compreender e Liberar?

PARA TER UMA EXPERIÊNCIA COMPLETA, APONTE A CÂMERA DO SEU CELULAR PARA O QR CODE ABAIXO.

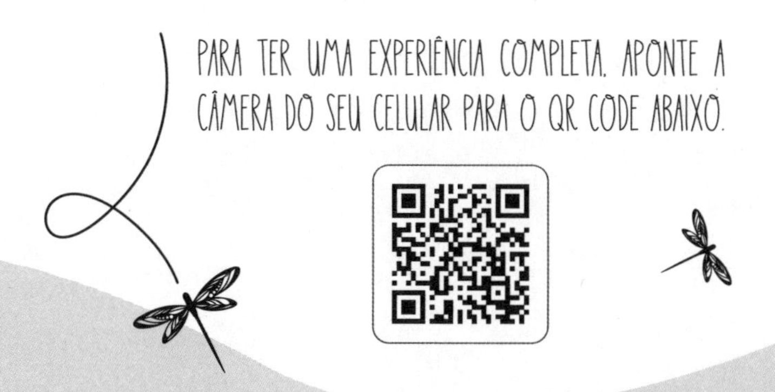

CAPÍTULO 9

Ciclo 3 Manifestar e expressar

Como você se expressa? O que você tem manifestado em sua vida?

Cada decisão tomada é um modo de expressão. Cada pensamento e cada sentimento contribuem para a manifestação da vida. A maneira de se vestir, como e onde morar, o estilo de vida, as amizades cultivadas, as práticas profissionais, as habilidades, os dons e talentos... tudo isso reflete aspectos da expressão e manifestação do ser que habita o corpo humano disponível na presente existência encarnatória.

Todos esses aspectos são peças de um complexo quebra-cabeça multidimensional. A vida pode até parecer segmentada em áreas complementares, as quais se privilegiam umas e se abandonam outras, mas a verdade é que essa é uma visão limitada. A segmentação é um artifício que usamos para conseguir lidar com os aspectos divinos sem nos perder.

O terceiro ciclo traz a reflexão sobre como manifestamos e expressamos esses múltiplos aspectos da vida. Entendo que naturalmente podemos manifestar e expressar o bem, o bom e o belo quando a consciência sobre os demais ciclos se expande. Quando o sentir e o intuir estão sendo respeitados e validados, expressa-se a verdade de nosso ser sem esforços. Quando se busca compreender e liberar memórias de dor, a tendência é que as situações desagradáveis deixem de se manifestar com tanta frequência. Seria maravilhoso se dominássemos os mecanismos da expressão humana livre e autêntica. Mas, infelizmente, ainda há uma longa jornada a ser percorrida. No entanto, não subestime cada passo, eles são importantes e impactam também a esfera coletiva da qual você faz parte, indo além de sua esfera individual.

O entendimento sobre o impacto e a conexão do indivíduo com a esfera coletiva extrapola o entendimento racional linear do pensamento. Por isso, há a tendência natural de nos percebermos separados e isolados do todo e, assim, privilegiarmos o sentimento de que o que faço não diz respeito ao que está fora de mim, e vice-versa. O entendimento sobre a integração do individual e do coletivo acontece por meio da perspectiva multidimensional, em que camadas sobrepõem-se seguindo lógicas que não podem ser linearizadas.

Mas o que é a perspectiva multidimensional da vida? O que difere a lógica linear da não linear?

MODO LINEAR *VERSUS* NÃO LINEAR

Vivemos condicionados às referências de tempo e espaço como diretrizes da realidade tridimensional em que vivemos.

Forçamos a linearidade de eventos e processos não lineares porque é a maneira com que nosso corpo e mente conseguem explicar o que está acontecendo. Desse modo, funcionamos com potencial reduzido e consumimos energia desnecessária para nos proteger do que não compreendemos.

A tendência do ser humano é criar lógicas próprias que obedecem a limites daquilo que se consegue explicar e justificar. Vivemos sob condicionamentos coletivamente aceitos e validados, por meio dos quais somos conduzidos a construir falsas verdades que se tornam absolutas e inquestionáveis. Quando avançamos para além da linearidade da existência, percebemos que ampliamos os limites de nossas manifestações.

O modo linear de reconhecer a vida estabelece que saímos de um ponto A e chegamos a um ponto B, independentemente da situação que A e B representam. Costumamos considerar como verdade que B está sempre depois de A e que há um deslocamento de tempo e espaço que nos conduz de um ponto ao outro, como se a vida pudesse ser reduzida apenas ao intervalo entre o ponto A (nascimento) e B (morte).

Usamos essa lógica linear em várias circunstâncias. Se estou em Porto Alegre e quero ir a São Paulo, saio de A e vou para B. Se hoje estou escrevendo as páginas deste material e quero vê-las publicadas, estou em A e quero chegar a B. Se hoje sinto dor devido a alguma enfermidade e desejo curar essa dor, sinto-me em A e quero manifestar B.

O que acontece, entretanto, entre A e B? O que acontece quando saio de A e ainda não cheguei a B? Como reconheço esse A em que estou e por que escolho esse B como desejo de chegada? O que me move para transitar entre dois pontos quaisquer? O ponto B só existe quando já cheguei a ele?

Sem percebermos, criamos relações de causa e efeito engessadas que bloqueiam a possibilidade de respostas que vão além da obviedade ditada pelo raciocínio linear que tomamos como verdadeiro. Precisamos ampliar nossa percepção sobre as relações de causa e efeito na vida.

Muitas vezes, acreditamos que tal situação B aconteceu como consequência imediata de uma ocorrência A do passado. Atribuímos fatalidades e eventos indesejados a más decisões que tomamos ou a interferências de terceiros. No entanto, será mesmo que estamos acessando as informações importantes para compreendermos a causa e o efeito do que acontece conosco? O mais provável é que estejamos nos confortando com uma relação de causa e efeito evidente e facilmente justificada, indicando motivos ou culpados – o que costuma ser uma atitude superficial, se desejarmos, de fato, aprender.

Todos aprendemos sobre o mundo acumulando experiências. Muitos de nós fomos expostos a ambientes hostis e violentos. Outros, ao contrário, foram exageradamente protegidos. Existem ainda as outras variáveis entre esses dois extremos. Considerando o funcionamento do mundo unicamente a partir das experiências conscientes que tivemos, construímos verdades isoladas que dizem respeito exclusivamente a nós mesmos. No entanto, dessa forma, as verdades de cada um seguirão conflitantes, pois permanecerão condicionadas às próprias limitações.

O modo não condicionado (ou não linear) de viver consiste em se permitir ir além do que foi experienciado conscientemente. Inclui integrar ao mundo visível as tantas possibilidades, majoritariamente desconhecidas, do mundo invisível. É necessário reconhecer algo mais profundo que as ditas verdades que se provam mentiras e que condicionam o mundo a permanecer em dores, guerras, conflitos, desequilíbrios e misérias.

Melhoraremos como Humanidade quando expressarmos e manifestarmos nossas verdades para além dos condicionamentos acumulados exclusivamente por nossas perspectivas limitadas de vida. Por isso, é importante aceitarmos a multidimensionalidade como recurso. Em um primeiro momento, talvez não tenhamos clareza sobre o que ela nos oferece. Talvez tenhamos até medo de acessar conceitos de grande abstração e de difícil definição.

Mas, se esse for o caso, você acaba de cair na armadilha de querer controlar o incontrolável. Viver a multidimensionalidade não significa compreendê-la na totalidade. Muito menos saber explicar os emaranhados da vida que se revelam sem que possamos explicar. Permitir que a multidimensionalidade ganhe espaço na manifestação da vida diária requer o exercício constante da entrega e da confiança. Não significa abandonar as decisões nas mãos da inconsciência, mas permitir-se ser guiado pela força interna em que o sentir, o intuir e os recursos da mediunidade sejam fundamentais e protagonistas.

É para isso que estamos trilhando essa jornada consciente de sermos livres. Essa é a grande busca. Ao nos livrarmos dos condicionamentos e das limitações lineares, acessamos o fluxo da perfeição manifestada por realidades multidimensionais que expandem nossas possibilidades de experiências.

Consegue perceber os aspectos de sua vida que estão aprisionados em ciclos lineares restritivos? Consegue perceber que, ao colocar suas limitações nessa perspectiva multidimensional, elas perdem a força de aprisionamento?

Por exemplo, quando se acredita que a felicidade está condicionada a conquistas específicas, como encontrar um grande amor, ter bastante dinheiro, concluir um curso, ter um filho, trocar de emprego, ou quando se acredita que nunca será capaz de fazer algo devido a alguma característica limitadora, seguimos obrigatoriamente um roteiro linear no qual chegamos a um ponto que parece intransponível. Nesse momento, a vida termina e a frustração nos consome.

Exercite expandir os parâmetros de causa e efeito na sua vida. Reconheça que, talvez, as causas da aflição estejam fora de seu campo de percepção consciente, podendo ser resolvidas por aspectos que permeiam o inconsciente. Entenda que o programa que está sendo executado em nível de alma pode estar em desarmonia com o programa que você está se esforçando para executar com unhas e dentes. É provável que você esteja em uma busca desgastante por resultados que não ressoam com sua essência. E isso você precisa mudar.

ENCONTRANDO RESULTADOS QUE RESSOEM COM A SUA ESSÊNCIA

A busca por felicidade, saúde, prosperidade e amor, por exemplo, sempre estarão alinhadas à essência de todos os seres. No entanto, nos perdemos na significação de tais virtudes e valores. O que é felicidade para você? O que significa ser saudável? O que representa amar e ser amado? Como você reconhece a prosperidade?

É comum as pessoas confundirem dinheiro com felicidade, tratamentos agressivos ao corpo com saúde, carência com amor e ostentação com prosperidade. Desse modo, quando a mente se perde em construções ilusórias, a alma automaticamente coloca você em processo de realinhamento, fazendo-o passar por situações adversas que vão na contramão do que você acredita ser felicidade, saúde, amor e prosperidade.

Reflita sobre o quão distorcidas estão as suas percepções sobre tais aspectos-chave do equilíbrio da vida. Muitos de nossos aprisionamentos estão relacionados ao nosso desejo por conquistas vazias. Por exemplo, o acúmulo de coisas materiais a fim de suprir um desejo de posse ou de ostentação, torna-se insaciável, gerando um sentimento de vazio existencial.

Ter metas a curto, médio e longo prazo é saudável, mas criar rigidez e querer controlar todos os aspectos da vida roubam a espontaneidade. Ter uma vida financeira equilibrada é libertador, mas perde a nobreza quando o dinheiro passa a ser um fim em si mesmo, pelo simples prazer do acúmulo. Ter anseios e sonhos auxiliam na saúde física, psíquica, emocional e mental. No entanto, sonhar o sonho dos outros torna tudo um pesadelo. Ou seja, garanta que decisões, ações e movimentos da vida estejam a serviço da conexão com sua essência, não como recurso inconsciente para suprir traumas, dores, carências e expectativas que não são suas. Talvez um dos maiores desafios seja renunciar a receitas prontas, falsas facilidades e padrões impostos pelo coletivo. Expressar e manifestar a própria verdade requer desvendar os limites entre a ignorância e a lucidez. Requer ajustar os critérios que definem o sucesso, a realização pessoal e a liberdade. Requer o exercício da entrega e da confiança na intuição, validando a expressão da verdade interna, mesmo quando ela contraria a lógica predominante no exterior.

Evite iniciar a busca por melhorias na sua vida buscando apenas conquistas externas. Se você anseia por ser livre, mobilize recursos materiais para sustentar as purificações internas e a expansão da consciência. Cuidado com as armadilhas da falsa sensação de sucesso e de poder que o conforto material oferece ao suprir camadas profundas de insegurança e medos da escassez.

Descubra-se. Encare seus enigmas. Desvende seus próprios mistérios. Abra-se para as infinitas possibilidades.

INFINITAS POSSIBILIDADES

Ter vivido no Sudão do Sul aos 26 anos me transformou. A Libéria já tinha me sacudido, mas foi às margens do Nilo que meus processos internos mais significativos ganharam força e expressão. Ali, senti o cheiro da morte e tive os maiores aprendizados sobre a vida. Questionei meus valores, meus propósitos e motivações para estar lá e, acima de tudo, avaliei as motivações que tinha para viver.

Até hoje, não sei por que não me mataram, nem sei explicar por que não fugi. Mesmo nos dias e nas noites em que me vi chorando, com medo, alguma coisa dentro de mim me trazia a sensação de que era ali que eu deveria estar. Mesmo com o desconforto das três malárias que contraí em sequência, algo dentro de mim continuava me dizendo que eu estava bem.

Quando quis ir embora e me vi buscando vagas de trabalho em outros lugares tão conflituosos como aquele, entendi que o problema não era o lugar. A questão era eu aceitar a realidade da vida naquela circunstância em que eu mesma havia me colocado. Precisava entender o que significava fazer o meu melhor naquele contexto que, mesmo sendo agressivo, eu sentia ser necessário para mim naquele tempo e espaço específico.

Muitas vezes me perguntei por que fui levada a cada um desses países da África. Sinto como se, de tempo em tempo, a mão divina me pegasse e me posicionasse na próxima casa do jogo da vida. E essa sensação de ter infinitas possibilidades me fascina. Sempre me incomodaram muito as dinâmicas de planejamento em que precisamos construir metas de onde queremos estar nos próximos anos. Sinto ser limitante prever um futuro a partir de uma visão de mundo atual, sabendo que o universo tem muito mais possibilidades do que consigo imaginar. Em minhas meditações e alinhamentos, sempre peço que possa estar a serviço do bem maior e que seja surpreendida pelo inimaginável.

O inesperado desafia a segurança, que está na base da nossa sobrevivência. É por isso que costumamos evitar o inesperado. O planejamento, o controle e a repetição do que já conhecemos conforta quem busca a tão desejada segurança. Algumas pessoas preferem, inclusive, viver circunstâncias conhecidas, mas desagradáveis, a se permitir acessar as situações agradáveis que até aquele momento lhes são desconhecidas. A ideia de segurança que comanda nossas atitudes diárias não tem nada a ver com o melhor, o mais feliz ou o mais próspero. O gatilho da segurança é a proteção do indivíduo para não acessar novamente memórias de dor.

Quando alguém como eu, que nunca viveu experiências de guerra, chega a um cenário como o que encontrei na Libéria, no Sudão do Sul e em Ruanda, imediatamente entra em um processo de tentar encontrar relações conscientes para saber lidar com o novo contexto. Instintivamente, me compadeci daqueles indivíduos e reconheci a vulnerabilidade visível como um limitador rumo ao que eu tinha como referência de conquistas: sucesso, riqueza e poder.

Parece óbvio aceitar que a manifestação e a expressão da vida de uma pessoa que viveu em contextos de guerra, violência e terror nunca será comparável à de alguém que nasceu em um berço esplêndido e confortável. Esse pensamento é aceitável para nossa mente racional-linear. Se alguém está imerso naquele cenário opressor, com raras exceções, a tendência é que se sinta oprimido e bloqueie seu desenvolvimento pessoal. Qualquer ser humano que faça diferente é visto como alguém que manifestou o improvável. No entanto, descobri que nem sempre as memórias que nos limitam são assim tão explícitas. O que dizer das pessoas que não passaram por nenhuma experiência consciente de guerra, mas se sentem paralisadas?

É o caso das fobias que, aparentemente, não têm explicação. Há pessoas que sentem um medo irracional de coisas ou situações. A mente racional simplesmente não consegue controlar a explosão de medo no corpo. Por mais que não entendamos os motivos, o registro de medo inconsciente é tão forte que não passa desapercebido.

A origem das fobias pode ser diferente para cada pessoa e está escondida nesse acumulado de memórias, registros e informações que fazem parte de nosso sistema. Assim como as fobias, todos os demais elementos com os quais nos relacionamos com o mundo são influenciados pela mesma carga acumulada. Ou seja, pessoas que jamais experienciaram a guerra, os campos de refugiados, a escravidão, os abusos, a tortura e tantas outras situações agressivas e violentas podem ter tais cargas ativas guiando a manifestação e a expressão de sua vida.

Nos atendimentos individuais, descobri que há muitas situações impeditivas para a conquista do que almejamos. Tais impeditivos podem estar vinculados a registros inconscientes das mais variadas memórias traumáticas. Carregamos lembranças por termos sofrido e causado violências inimagináveis. O personagem que estamos representando hoje na nossa história atual talvez jamais tenha cometido tais atrocidades, mas, ainda assim, podemos estar vivenciando circunstâncias como se fôssemos aquele personagem cruel de outra época.

Nossa mente consciente não deseja reconhecer essa carga pesada como sendo sua. Nosso sistema quer mais é esquecer e evitar tais situações. No entanto, fatos da vida atual podem acionar os gatilhos de tais memórias, desencadeando, assim, processos involuntários no corpo e circunstâncias na vida que parecem aleatórias, mas que, na verdade, são uma resposta inconsciente a fatos de outros tempos e espaços que estão interferindo na realidade atual. Além das fobias, podemos desencadear processos como doenças para compensar, aliviar e excluir tais memórias de nosso sistema.

As memórias ficam armazenadas e, em algum momento, podem manifestar-se. O que dificulta nossa percepção é que as pontes que conectam a memória guardada e o fato atual são invisíveis. A qualquer momento elas podem ser acionadas sem que percebamos. E, para agravar o cenário, podem ser engatilhadas por cenas reais ou fictícias de filmes e seriados, assim como por situações vividas por nós ou por terceiros. Alguns gatilhos são leves e não nos trazem transtornos, mas quando são fortes, nos atropelam sem que tenhamos tempo de ver a placa do veículo.

DESFAZENDO A CONEXÃO DA MEMÓRIA QUE GERA DOR

Um homem chegou até mim com queixas de dores no corpo, como se as costas estivessem travadas. Seu corpo entrava em um processo de paralisia. Ele costumava sentir dores leves ocasionais após realizar certos exercícios físicos e estava passando por um momento de muita tensão e estresse. Desse modo, pedia ajuda para aliviar as dores que estavam um pouco mais intensas do que o habitual. No seu entendimento, tal desconforto fazia sentido e ele achava que conhecia as origens. A justificativa parecia ser seu contexto de vida.

Quando acessei as informações do sistema dele, identifiquei que as dores estavam relacionadas a uma questão do trabalho, embora indicassem que a origem estaria em um outro tempo além dessa vida. Perguntei-lhe o que teria acontecido no período próximo ao início das dores físicas. Ele tentou buscar alguma lembrança que pudesse ter relação com um mal jeito ou desgaste físico. Não encontrou. Até porque, como funcionário público que analisava processos jurídicos, passava boa parte do dia sentado em um escritório.

Insisti que buscasse alguma situação para que eu pudesse identificar qual caminho deveríamos seguir. Então ele se lembrou de um processo jurídico específico que tentava esquecer. Desde que precisara analisar o material, incomodava-se com o teor do caso. Na documentação, havia imagens de pornografia e relatos de pedofilia que o perturbaram bastante. Seu corpo estava comunicando. Havia um reconhecimento de memórias em seu inconsciente que estavam gerando dores fortes e reais. Era exatamente o gatilho que precisávamos encontrar para entender a origem de sua paralisia corporal.

A partir daí, segui investigando quais memórias estavam ativas em seu corpo. Ao encontrar os registros de dor, pude fazer as liberações que seu próprio sistema me indicou. Assim, ele se sentiu melhor e, no dia seguinte, relatou já não sentir mais dores.

Perceba: as memórias não deixaram de existir. Em nenhum momento aquele homem acessou a memória em si ou entrou em qualquer processo de regressão. No entanto, como se colocássemos uma parede de vidro, ele ficou protegido de ter as sensações, as lembranças e todos os detalhes daquilo que gerou tanta dor em algum outro tempo e espaço. Trabalhamos, portanto, para liberar o corpo da conexão com a memória que gerava a necessidade daquele desconforto.

Você já buscou entender em um nível inconsciente qual podem ser as origens de seus sintomas? Já se perguntou se existem questões mais profundas vinculadas às origens de certas situações indesejadas na sua vida? Percebeu reações involuntárias do seu corpo em algumas circunstâncias, sem conseguir explicá-las? Sentiu conexões intensas, tanto positivas quanto negativas, com outras pessoas?

Sei que lidar com o excesso de informações que assimilamos conscientemente a cada dia já é bastante desafiador. E, talvez por isso, pareça quase impossível incluir o entendimento do que se passa no inconsciente. De fato, pode ser assustador em um primeiro momento, em especial para a mente racional que precisa manter o controle para se sentir segura. Entenda que de qualquer modo, sua vida é uma expressão direta de seu inconsciente, quer você reconheça isso ou não. Proponho que, ao menos, você se torne mais consciente da atuação de seu inconsciente.

A manifestação e a expressão de um mundo mais justo, fraterno e amoroso só é possível perante a manifestação e a expressão de indivíduos justos, fraternos e amorosos. Você é importante para esse processo. Esse mundo é você. Permita-se encontrar respostas, entendimentos e oportunidades que o conectem a possibilidades que talvez não sejam tão óbvias e previsíveis. Liberte-se daquilo que o aprisiona na busca da segurança ilusória e se conecte às infinitas possibilidades de viver o inesperado.

MADAME CHANDIA

Quase diariamente, madame Chandia deslocava-se aproximadamente 1,5 quilômetro entre o lugar em que morava com suas duas filhas na região central de Nimule, na região austral do Sudão do Sul, e o escritório da ONG na qual colaborava e recebia auxílio, a American Refugee Committee (ARC). Tal deslocamento seria uma tarefa simples, não fosse o fato de aquela senhora ter bastante dificuldade de locomoção e precisar do apoio de sua antiga cadeira de rodas. Ela conseguia andar um pouco, bem devagar, mas precisava segurar nos braços da cadeira e ir empurrando lentamente.

Fui apresentada a Chandia logo nos primeiros dias que cheguei à cidade, em uma festa para um dos colegas que se despedia do projeto. A partir daí, nos encontramos diversas vezes e, com o passar do tempo, fui conhecendo a história daquela senhora que se tornou uma personagem importante e inspiradora em minha estada no Sudão do Sul.

Era comum encontrar Chandia em algum trecho da caminhada diária entre a casa e o escritório. Às vezes, nosso encontro acontecia pela manhã; outras vezes, no intervalo do meio-dia. Na sede da ARC, Chandia se reunia com outras mulheres para atividades variadas, dependendo do dia da semana – em alguns, elas tinham um grupo de estudos bíblicos em sua língua materna e, em outros, desenvolviam trabalhos manuais que a organização vendia nos Estados Unidos; assim, ela recebia uma renda por esses produtos.

No dia em que nos conhecemos, eu não me sentia bem. As circunstâncias da minha chegada haviam me abalado. Estava em uma espécie de estado de choque. A única coisa que passava pela minha cabeça era ir embora. Me perguntava o que estava fazendo ali. Havíamos chegado durante a estação de chuvas, as malas tinham molhado no transporte. A cabana em que Mauro e eu viveríamos estava fechada havia algum tempo. Achei tudo horrível.

Mesmo em crise, sabia que participar da festa no pátio da casa era inevitável. Afinal, era preciso interagir com os novos colegas de trabalho e membros da comunidade local. Era uma questão básica de gentileza: as pessoas sabiam da nossa chegada e esperavam nos conhecer.

Ainda imersa no meu drama particular e me sentindo contrariada por ter de estar ali, deparei com a presença de Chandia, com quem falei pouco naquela ocasião. Mesmo assim, algo em mim começou a mudar, e uma sensação de vergonha tomou conta do meu ser. Percebi como eu estava dramatizando a situação por conta de meus caprichos e agradeci por estar viva.

Naquela noite, refleti bastante sobre quão egoísta e exagerada eu estava sendo. Comecei a me dar conta de que havia razões muito maiores para estar no Sudão do Sul, e nenhuma delas incluía estar confortável. Afinal de contas, desfrutava de plena saúde, chegava para assumir um posto de trabalho que eu mesma escolhera e não estava sozinha, tinha Mauro ao meu lado como companheiro de vida e da nova aventura prestes a começar.

Mesmo com o passar do tempo, Nimule nunca se tornou um lugar maravilhoso, tampouco a sensação de incômodo desapareceu por completo. No entanto, entre altos e baixos, os encontros com Chandia se transformaram em lembretes para que eu saísse dos meus conflitos pessoais e retomasse à noção do grande aprendizado que vivenciava naquele lugar, em que a instabilidade e os medos eram tão presentes.

Chandia era uma mulher que aparentava fragilidade por sua condição física, mas de dentro daquele corpo franzino e de pouca mobilidade, transbordava uma força sem limites. Como se não bastasse sua limitação motora, resultado de um acidente automobilístico, e ter de cuidar sozinha das duas filhas com poucos recursos, ela era soropositiva. Fora infectada pelo marido, que morrera por complicações da Aids.

Algumas organizações médicas disponibilizavam coquetéis medicamentosos, mas o que Chandia tomava só estava disponível em Uganda. Todo mês, ela precisava cruzar a fronteira, indo a um hospital no país vizinho. Era sempre um desafio encontrar alguém que a levasse. Às vezes, uma de suas filhas buscava a medicação para ela, mas como a ONG que disponibilizava o coquetel também fazia o acompanhamento do quadro clínico dos pacientes beneficiados pelo programa, era importante que Chandia passasse pela consulta.

Às vezes, o dia de Chandia começava sem que ela soubesse se teria comida suficiente para alimentar as crianças. A família dormia em um único cômodo, com uma janela bem pequena ao fundo. O ambiente era escuro e todos os pertences ficavam amontoados no chão. Não havia mobiliário. Ver aquela cena foi triste, embora não fosse tão diferente das condições em que viviam os moradores da área urbana de Nimule.

Por conhecer outras pessoas em condições semelhantes, Chandia teve a iniciativa de criar uma associação. Seu objetivo era facilitar a disseminação de informação sobre doenças sexualmente transmissíveis, principalmente para jovens. Oferecia suporte à população vivendo com o HIV e se esforçava para facilitar o acesso a medicamentos. Em parceria com outras ONGs internacionais, visitava comunidades e compartilhava sua própria experiência em programas de educação e conscientização para estudantes.

Muitos eram os desafios de tais programas. Certa vez, um colega que trabalhava em uma ONG com atuação na região relatou que era muito difícil convencer as pessoas de que valia a pena tomar certos cuidados de prevenção, em especial com relação à transmissão do HIV. Durante um workshop da ONG, alguém da plateia levantou o braço e indagou por quanto tempo a pessoa soropositiva viveria até a morte em virtude das doenças relacionadas ao HIV. A resposta dada foi que dependeria se houvesse tratamento, mas que era possível viver por anos. Mediante essa resposta, o ouvinte pareceu aliviado e comparou o risco de se infectar por HIV com os riscos do seu cotidiano. Para aquele homem, viver por anos parecia uma perspectiva mais animadora do que morrer imediatamente por bala de fuzil.

À medida que eu interagia com Chandia, ela me contava suas histórias. Eu escutava tudo com atenção. Ao mesmo tempo que ela relatava evidentes carências, sua força e determinação se apresentavam com a mesma nitidez. Desse modo, nossa relação de amizade também se estabelecia na busca do equilíbrio entre ambos os atributos: carência e força.

Chandia tinha consciência de que os estrangeiros que chegavam ali em missão pelas ONGs ficariam na região por pouco tempo. De nada adiantaria sua vida diária depender de alguém que poderia ir embora de uma hora para a outra. Por isso, ela se relacionava com diversas pessoas, interagia em grupos variados que serviam de apoio para áreas distintas da sua vida.

Eu, por outro lado, tentava controlar o impulso de resolver todos os problemas dela. O sentimento de gratidão pela vida se misturava à ânsia de querer ajudar, que se misturava também a um sentimento de pena. Existia em mim uma busca silenciosa de meus próprios limites, entre o que eu sentia e fazia e os aprendizados sobre o que dar e receber.

Qual a medida certa do dar e receber? O que realmente está sendo dado e recebido nas relações? Será que temos a real dimensão de quem dá ou recebe mais? Qual a medida certa da troca? Existe a situação em que ambos ganham, mesmo quando um dos lados parece extremamente privilegiado em relação ao outro?

Em um primeiro olhar, pela lógica material, eu sempre estava em melhores condições de dar, e Chandia, de receber. Sob a perspectiva das necessidades básicas diárias, a senhora vivia uma situação de muita vulnerabilidade e escassez, já eu tinha mais recursos. No entanto, sinto que a troca entre nós ia muito além do que se podia ver. A cada encontro, meus preconceitos iam sendo quebrados, e meus conceitos, desafiados. Acumulei inúmeras lições de vida – algumas foram absorvidas aos poucos, à medida que fui amadurecendo e tendo novas experiências de vida.

Ao entrar em contato com uma realidade tão diferente da minha, cada vez mais entendia que era muito difícil realmente experienciar o lugar do outro em um contexto tão contrastante. Mesmo que eu me esforçasse para entender o que aquelas pessoas sentiam e necessitavam, percebi que havia um limite de compreensão. Os mundos em que nós, estrangeiros e locais, vivíamos eram, no fundo, incompatíveis. A lógica da vida era outra. As relações básicas de tempo e espaço eram construídas com diferentes parâmetros e contextos. Hoje, percebo a grande ironia de estar naquele contexto como especialista, levando soluções "libertadoras" para populações cujas necessidades eu nem conseguia dimensionar.

Atravessei o mundo, me expus a uma série de perigos, aceitei correr riscos que jamais poderia imaginar. Ao ver um mundo precário à minha volta, minha escassez interna gritou. Ao ver um mundo de vulnerabilidade, minhas próprias fragilidades pediram atenção. Vivi os efeitos da malária em meu corpo. Experienciei a corrupção desafiando meus valores. Enfrentei a ameaça de morte e a intimidação por generais que não viam com bons olhos a presença de uma jovem mulher desafiando a autoridade militar masculina.

Talvez, se não tivesse conhecido Chandia, eu tivesse encurtado minha permanência no Sudão do Sul. Não que aquela adorável senhora, que se tornou amiga, tivesse qualquer papel de proteção, mas porque sua presença e o que aprendemos uma com a outra não me deixavam esquecer que, com um propósito claro, a vida ganha sentido. Apesar de todas as intimidações, nunca deixei de acreditar no que estava fazendo lá e, por isso, tive motivação para cumprir meu contrato de trabalho até o final e ainda estendê-lo por mais alguns meses.

FOCO NA PRÓPRIA VIDA

O maior perigo da procrastinação não é adiar tarefas que sabemos ser importantes, mas não gostamos de fazer, acumulando-as em nossas listas de afazeres. O maior perigo do comportamento procrastinador é adiar a realização da própria vida.

Não me refiro a conquistas materiais, como comprar uma casa ou um carro, mas a questões mais profundas, relacionadas à nutrição do ser divino que nos habita e o trilhar da jornada consciente. Enquanto seguirmos adiando a busca por sermos livres, seguiremos como grandes procrastinadores da evolução.

A prática da não procrastinação da vida acontece por esforços intencionais e conscientes que, infelizmente, ainda encontram grande resistência no âmbito coletivo. Em geral, as estruturas educacionais atuais ainda excluem tais questões sutis de seus currículos. As temáticas de autoconhecimento, autorresponsabilidade e a prática de valores humanos e da cultura de paz não são incluídas nas grades curriculares oficiais – pelo menos não no Brasil.

Temos perpetuado vícios procrastinadores de aceitar as dores do mundo como justificativas da não mudança em vez de oportunidades de transformação. Transmitimos padrões limitadores de inconsciência, violência e desrespeito de uma geração para outra sem nos darmos conta, pois é o que acumulamos em nossos sistemas e o que transborda naturalmente de nós. A maioria dos pais e mães dizem desejar que seus filhos conquistem o que melhor pode ser conquistado no mundo. No entanto, é bem provável que, mesmo sem querer, transmitam sentimentos opostos a isso.

A ação de romper ciclos viciosos automáticos precisa ser intencional e requer clareza no motivo e propósito da ação. Focar na própria vida também é um grande desafio quando estamos desconectados de nossa própria verdade. Pertencer a um grupo minimiza uma dor coletiva profunda. A integração com o entorno tende a aliviar o medo do desajuste e da exclusão, mesmo que seja um entorno desfavorável ou desalinhado com nossa essência. Desse modo, é importante prestar atenção e ver até que ponto estamos sendo fiéis ao entorno em vez de a nós mesmos.

Reconhecer o que são nossos próprios impulsos de vida requer consciência e autoconhecimento, ainda mais em um momento em que acessamos quantidades enormes de informação sobre a vida de tanta gente na internet. O uso excessivo e distorcido das redes sociais resulta em usuários gulosamente alimentados diariamente pela vida alheia.

Estamos aprendendo a lidar com novas maneiras de intimidade. Há quem já saiba mais detalhes da intimidade e dos gostos pessoais de pessoas que jamais vai conhecer pessoalmente do que de seus amigos e familiares. A interface digital está tão presente em nossas vidas que está transformando as relações dentro e fora dela. Ao que tudo indica, estamos caminhando para vivermos mais dentro do que fora dos universos virtuais, e já demonstramos nítido despreparo psíquico e emocional para lidar com as novas relações que se estabelecem.

Se já era difícil vivermos alinhados à nossa essência em um ambiente com menos estímulos informacionais, agora, a desorientação é maior ainda. Devido à sobrecarga de estímulos, não sabemos se estamos reagindo a algo por questões próprias ou de terceiros. A tontura digital tende a nos aprisionar em julgamentos, comparações, frustração, inveja, raiva, depressão e desvalor.

Com certeza não somos procrastinadores presos apenas no mundo digital. Esse é apenas um dos aspectos da procrastinação. As distrações são muitas, sempre foram. Agora, porém, vivemos a dor de perceber que aquilo que nos conecta com o mundo também nos desconecta de quem somos. E é por isso que faço um convite para que todos prestem mais atenção a si mesmos.

Por mais desafiador que seja, esforcem-se para manter a consciência de seus valores e suas experiências. Isso não significa alimentar o egoísmo e a desconsideração com o próximo.

É uma questão de autoconhecimento e autovalor, que são fundamentais para a manifestação do equilíbrio individual e coletivo da Humanidade.

Com as dores da desconexão intensificando-se, é natural surgir o movimento de resgate da conexão interna. Há um crescimento notório de pessoas que mergulham em cursos, livros, vídeos, palestras, materiais e terapias com o objetivo de se aproximar das respostas tão desejadas sobre como ser feliz e saber qual o propósito da vida. No entanto, por mais que o caminho esteja sinalizado, parece que percorrê-lo continua sendo muito difícil.

O caminho do autoconhecimento, que leva à essência que nos habita, está na contramão do fluxo das grandes distrações. Cada um de nós é suscetível a algum tipo de distração. Isso pode se manifestar na forma de vícios, compulsões, prazeres autodestrutivos, carências, necessidades de agradar terceiros, buscas vazias por poder, sexo, dinheiro etc. Enfim, distrações não faltam para nos manter desconectados de nossa verdade interna. O caminho do realinhamento requer foco, determinação, persistência e vontade de permanecer firme, apesar dos desvios e obstáculos. É provável que, ao trilhar o caminho, o mundo ao seu redor deixe de fazer sentido, os grupos de amigos mudem, assim como seus gostos e formas de diversão. Naturalmente, as prioridades da vida se renovam.

Isso é bom ou ruim? Nenhum dos dois. Simplesmente é assim que as coisas são. Devido à dificuldade em reconhecer a natureza cíclica da vida, fazemos de tudo para manter vivo o que já morreu. Ignoramos que, para termos o fruto, a flor murcha. Para termos a semente, a fruta apodrece.

Ao plantarmos a semente, precisamos nos desapegar de sua forma, pois dela germina um caule, que, por sua vez, cresce como uma planta. A semente desaparece, pois já cumpriu seu papel naquele ciclo da vida. O grande sucesso daquela semente será um dia voltar a produzir novas sementes e perpetuar seu legado em outra plantinha.

A vida muda. A vida se transforma. A vida evolui.

Cada um de nós muda. Cada um de nós se transforma. Cada um de nós evolui de uma maneira única.

Não há receita nem mapa de evolução. Há movimento constante em tudo que está vivo. O caminho se faz ao caminhar. Por mais que nos fascine saber das experiências de outras pessoas, isso de nada adianta para o nosso processo evolutivo se não formos ao encontro de nossas próprias experiências.

A Humanidade está tão desconectada do propósito da vida que há gente se apropriando da história dos outros, tentando encaixá-la na própria vida. Desse modo, acabamos abdicando do que é nosso por almejar algo que parece melhor, mas é do outro.

Métodos podem mostrar como ganhar dinheiro, como estruturar um negócio, como executar alguma atividade... até aí, tudo bem. No entanto, colocar a sua felicidade no molde do que parece a felicidade do outro é um convite garantido para a frustração e a desconexão de si mesmo.

Histórias de sucesso nos envolvem, mas, antes de querer copiá-las ou criar a expectativa de que sejam sua salvação, reflita sobre o que o conectou àquela história e o que é importante aprender a partir dela.

Encontre-se através do reflexo de si mesmo no outro, mas deixe o outro com a vida dele e você permaneça com a sua.

AJUDANTES INVISÍVEIS

Sei que há muitos momentos em que o mundo desaba, ficamos sem chão e todos somem ou estão indisponíveis. O desespero toma conta e o vazio consome a alma. Dificilmente alguém nunca viveu uma situação assim. A vida traz manobras inesperadas que nos deixam sem fôlego.

É importante saber que, mesmo que os sentimentos sejam verdadeiros, o abandono é ilusório. Por mais que você se sinta sozinho, nunca de fato está. No entanto, tenha consciência de que o amparo que nunca nos abandona talvez não aconteça da maneira que você deseja. Talvez você queira o colo de sua mãe. O beijo e o abraço de seu companheiro. Os cuidados do seu filho. Mas, pense bem, será que o domínio do seu bem-estar está no outro?

Será que o aparente conforto de ganhar o colo e a atenção de quem amamos conforta verdadeiramente a alma? Expectativas externas podem preencher os vazios internos? A resposta para todas essas perguntas é não. Há uma dimensão interna que se sustenta pela conexão com o canal puro do amor, da verdade e da luz. Esse canal, quando ligado ao personagem que estamos desempenhando na experiência terrena encarnatória, nos preenche por um fluido de confiança e amparo que transcende os aspectos visíveis da vida.

É essencial tomar consciência dessa conexão. Ela pode ser feita dentro de sua própria crença, religião, prática espiritual ou por meio de seu coração. O caminho que você utilizará é secundário. O principal é reconhecer que ele existe e que seja incorporado em sua vida.

Na minha experiência, sinto a conexão com os seres amparadores que me acompanham amadurecer à medida que expando minha consciência sobre suas manifestações. Não lembro bem quando senti pela primeira vez a presença de um desses ajudantes invisíveis. Por muito tempo, duvidei da presença deles. Reconhecer que os nossos auxiliares invisíveis estão por perto faz parte do processo de desenvolvimento de nossa intuição e mediunidade. Entretanto, não é necessário sentirmos sua presença para que nos acompanhem.

Mas você deve estar se perguntando: "O que são esses seres amparadores?"

Bem, uma vez que somos seres espirituais tendo uma experiência humana, estamos permanentemente conectados a energias sutis que nutrem o ser divino que nos habita. No mundo invisível, há muitos seres que conseguem se aproximar e interagir com nossos campos energéticos. Portanto, é possível estar acompanhado de muitos deles, sofrendo suas interferências espirituais, sem mesmo saber sobre sua existência. Há seres com distintas intenções, desde aqueles que desejam a nossa ajuda ou querem nos ajudar até os que intencionalmente querem perturbar. Focarei, porém, apenas nos seres de luz, os quais desejamos que nos auxiliem.

Os seres amparadores que servem à evolução sob os propósitos da luz e do amor normalmente aguardam pelo clamor da pessoa para atuarem em seu auxílio. Muitas vezes, comunicam-se conosco – por meio de sonhos, meditação, intuição ou de terceiros que trazem mensagens –, mas sempre respeitam as permissões da pessoa a ser auxiliada. É um trabalho conjunto em prol da evolução.

Quanto mais conscientes nos tornamos da existência dessa relação de troca evolutiva entre nós e o mundo invisível, mais natural se torna a expansão da capacidade de confiar no fluxo da vida. A aproximação das bênçãos do mundo invisível em nossa realidade visível permite que acessemos estados de maior paz, confiança e clareza, a despeito da situação desafiadora que estejamos enfrentando.

Conectar-se ao mundo invisível não elimina desafios do mundo visível, mas contribui para passagens menos traumáticas. Quando nos sentimos amparados e protegidos em níveis profundos, temos habilidades psíquicas e emocionais mais afinadas para lidar com as situações adversas que experienciamos.

A seguir, compartilho algumas sugestões que podem ajudar você a construir sua conexão com a sabedoria de luz interna. Essas informações são fruto de experiências que acumulei ao longo dos anos, por meio de cursos, materiais teóricos e técnicas com as quais tive contato. Faça uso do que ecoa em você e ignore aquilo que não lhe serve.

EXERCÍCIO DE CONEXÃO PROFUNDA

Encontre um lugar calmo onde possa ficar alguns minutos sem interrupções. Acomode-se em posição confortável, sentado e com a postura ereta. Pode sentar-se no chão, com ou sem almofada; em uma cadeira ou poltrona; apoiar as costas – tudo desde que mantenha a coluna alinhada. Evite deitar-se ou permanecer com o corpo desalinhado.

De olhos fechados, faça alguns ciclos respiratórios tomando consciência do ar entrando e saindo de suas narinas. A cada ciclo da expiração, vá soltando cargas, pensamentos e desconectando-se de preocupações. Repita por quantos ciclos forem necessários, até que sua respiração fique mais tranquila e você se sinta por inteiro no exercício. Recomendo pelo menos três ciclos respiratórios.

Tome consciência de uma esfera de luz dourada luminosa, brilhante e reluzente no seu coração. Sinta um calor aconchegante no seu peito. Perceba que a esfera de luz vai crescendo e expandindo-se alinhada com seus ciclos respiratórios. Visualize a esfera de luz dourada primeiro envolvendo seu corpo, depois crescendo e tomando conta do lugar onde está, seguindo em expansão pelo edifício, quarteirão, cidade, país, até, gradativamente, expandir-se e envolver todo o planeta.

Sinta-se expandido, diluído e integrado a essa luz dourada e a todo o planeta Gaia, com uma enorme potência geradora e criativa. Perceba que você agora é luz dourada. Você é pura frequência vibratória de amor incondicional. Sinta que seus batimentos cardíacos passam a se sincronizar ao pulsar do coração de cristal de Gaia. Conecte-se ao núcleo do pulsar de vida do planeta que sustenta a existência de todos os seres que aqui habitam.

Quando se sentir nutrido, recarregado e acolhido por essa energia dourada e pulsante, visualize a luz se dissipando e sinta em você sua forma corporal humana. Continue de olhos fechados e em conexão com seu interior, percebendo-se em um lindo jardim.

No momento da visualização do jardim, crie o entorno que mais lhe agrada, como um lugar dos sonhos. Visualize-se caminhando em um ambiente natural e belo, com exuberância e abundância por todos os lados. Há flores coloridas, vegetação mais aberta ou fechada, árvores, bosques, vales e colinas. Escute o canto dos pássaros, sinta o sol e a brisa suaves em seu rosto.

Caminhe por esse jardim ainda sentindo o pulsar de Gaia no seu corpo. Perceba que a forma humana não o desconecta da luz nem do pulsar da vida. Reconheça seu corpo humano como um instrumento do amor incondicional que habita camadas profundas, como a manifestação diária da realidade material à qual pertence. Sinta seus braços e pernas como instrumentos de construção da felicidade, do amor e da cura. Sinta a sabedoria de seu corpo e se reconheça nesse cenário de equilíbrio e harmonia da vida.

Caminhe por esse jardim sentindo-se agradecido, livre, pleno, confiante, seguro, feliz, próspero e abundante. Faça isso até que, do seu lado direito, perceba a manifestação de uma intensa luz dourada. Dela, a mão do seu amparador (anjo da guarda, mentor, guia, ou como preferir chamar) se estende a você, oferecendo sua orientação.

Pode ser que você reconheça esse amparador. Pode ser que ele se apresente a você. Pode ser que você receba alguma mensagem dele. Mas também pode ser que nada disso aconteça. Não tente forçar a condução do exercício com criações próprias, apenas deixe a energia da entrega o conduzir. Confie que você reconhecerá o que for importante durante o processo do exercício.

De mãos dadas com esse ser de luz, prossiga em seu caminho sentindo-se ainda mais abençoado e pleno. Perceba que está sendo conduzido por caminhos mais lindos ainda. Caminhos que você sequer percebia que existiam.

O amparador o conduz para um lugar com uma linda cachoeira de luz dourada. O mais impressionante dessa cachoeira é que você olha para o alto e não consegue enxergar seu início, parece estar vindo dos céus.

Você é convidado a se banhar nessas águas de luz dourada. À medida que entra, vê um caldo escuro e denso saindo de seu corpo. Aos poucos, você vai ficando mais leve e as cargas vão se purificando. Banhe-se por completo nessa cachoeira. A luz está gradativamente eliminando as camadas de escuridão, e, assim, você vai sutilizando seu corpo e passa a flutuar para o alto, com leveza e segurança.

Vai subindo, subindo, subindo. Você passa pelo planeta e o vê pequeno lá do alto. Sobe ainda mais e se vê na imensidão do universo. Mais uma vez se sente expandido e totalmente integrado à imensidão cósmica. Até que, mais no alto, você chega ao grande Sol central da Via Láctea. A grande fonte de energia e luz que rege a vida na Terra. Ali, fundindo-se à energia do amor incondicional, conecta-se à fonte que rege a sabedoria mais profunda do seu ser.

De novo expandido, nutrido e amparado pela energia da luz dourada, perceba-se recebendo todas as bênçãos que estão sendo emanadas para que você possa seguir sua jornada consciente com sabedoria, amor e paz no coração.

Agradeça por tudo aquilo que seu coração sentir ser relevante. Intencione que seu corpo físico e seu corpo sutil possam encontrar equilíbrio e saúde. Peça sabedoria para discernir o que for mais relevante para a sua caminhada individual. Crie sua própria conversa interna da maneira que considerar conveniente.

Quando estiver pronto, sinta que retorna da imensidão do universo, sendo conduzido com leveza e amorosidade para baixo, reencontrando o planeta Terra e reintegrando-se ao seu corpo. Perceba-se, ainda, envolvido pela luz dourada, vá tomando consciência de seu corpo. Devagar, sinta suas mãos e braços, movimente a cabeça, alongue-se. Perceba os sons do ambiente e abra os olhos lentamente. Retorne sua vida nutrido por tudo o que você experienciou.

Fortaleça essa profunda conexão repetindo esse exercício (ou algum similar) com frequência. Perceba o quanto sua vida passa a responder positivamente ao estímulo da nutrição do amor e da vida.

EXERCÍCIO DE CONEXÃO COM AMPARADORES

Para esse exercício, vamos precisar de quatro almofadas ou quatro pedaços de papel de tamanhos iguais. Marque quatro lugares em uma roda de conversa, posicionando os lugares alinhados de modo simétrico, ou seja, em cruz, deixando o meio vazio.

Sente-se em um dos lugares, encontrando uma posição confortável, a postura ereta. Feche os olhos. Inspire e expire com consciência, percebendo o ar entrando e saindo por suas narinas. Faça isso por, ao menos, três ciclos.

Realize um breve exercício de conexão interna – pode ser o já sugerido neste livro ou outra prática meditativa com a qual você esteja familiarizado. O importante é deixar de lado, o máximo que conseguir, o mundo externo.

Quando se sentir conectado a si mesmo, convide mentalmente seus amparadores, mentores, guias, anjos protetores, seres de luz que o acompanham. Faça um gesto de saudação a cada um dos lugares marcados que estavam vazios. Pode ser, por exemplo, um movimento de tombar o corpo levemente para a frente ou um cumprimento de mãos espalmadas e juntas na altura do peito. Faça como preferir e de modo que você exprima reverência, afinal está convidando um ser importante e especial a se sentar com você.

Perceba se sente alguma presença aproximando-se. Se há algum tipo de interação. O exercício em si consiste em mentalmente estabelecer uma conversa com esses seres sábios que o acompanham, a fim de que possam auxiliá-lo em algo que você esteja precisando. O objetivo é fazer perguntas, buscar orientações e tentar conectar-se à energia de tais seres.

Talvez você não sinta nada e apenas experiencie um exercício meditativo como qualquer outro. No entanto, pode ser que insights surjam em sua mente. Talvez você escute, veja ou sinta alguma mensagem importante. Ou apenas direcione perguntas e fique sem respostas. Está tudo certo. Às vezes, as respostas chegam até você de maneiras inesperadas, em horas ou dias subsequentes, sob a forma de situações cotidianas.

Exercite o não julgamento do resultado. Evite criar frustrações por não ter uma visão perfeita e em cores de seu amparador trazendo mensagem claras e diretas. Há muitas maneiras de comunicação e, à medida que exercitamos, ganhamos prática.

Esse exercício deixa explícito aos nossos amparadores a nossa vontade de sermos ajudados. Isso é importante. Quanto mais claros formos com relação à ajuda que queremos, mais fácil se tornará o processo de sermos ajudados. No entanto, evite tentar controlar o modo como a ajuda acontecerá.

Entregar-se ao processo de ser ajudado por um ser mais sábio requer o reconhecimento de sua parte de que a sua perspectiva de ver os problemas, na qual você está preso, talvez não seja a mais elevada. Talvez seja necessário experimentar a desilusão ou algum tipo de ruptura para que o sistema encontre seu alinhamento. Portanto, esteja disposto a receber a ajuda do modo como ela se apresente, não se decepcionando caso não seja como você imaginava.

Se você deseja saber mais sobre seus amparadores, pergunte seus nomes, suas origens. Peça que utilizem maneiras de comunicação que você possa compreender. Caso eles estejam tentando se comunicar e não esteja funcionando, solicite que tentem de outras maneiras até que você os compreenda.

Outra sugestão é pedir sinais. Deixe a escolha de qual sinal usar em aberto e, à medida que algo aconteça, você percebe. Ou, então, você pode pedir um sinal específico. Por exemplo, solicitar o sinal de que, se uma borboleta aparecer, isso indica que a comunicação está acontecendo. Quando convencionamos alguns sinais com nossos amparadores, eles utilizam esse recurso para facilitar a comunicação conosco.

Pratique. Teste. Descubra a maneira que funciona para você. Melhorar e clarear a comunicação com o mundo invisível é mais um dos aspectos que têm se mostrado libertadores para mim. E ficarei muito feliz se o mesmo acontecer com você!

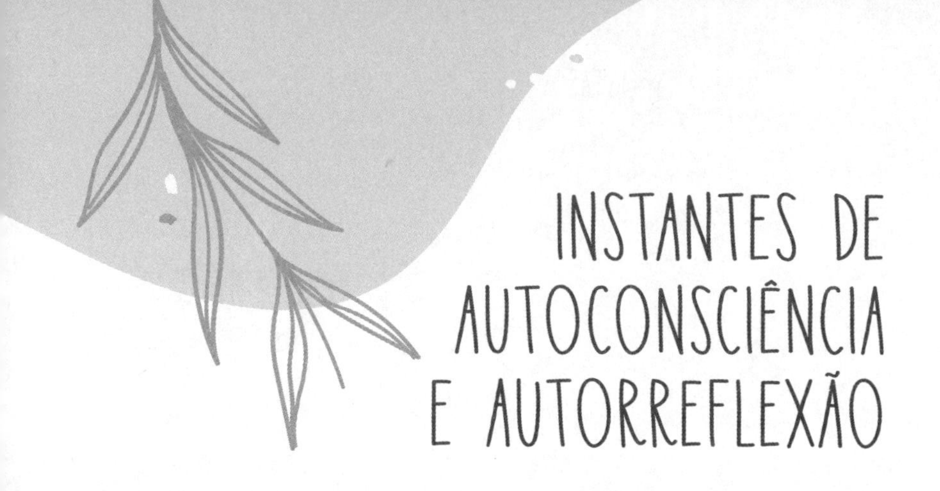

INSTANTES DE AUTOCONSCIÊNCIA E AUTORREFLEXÃO

Como percebo minha expressão pessoal no mundo?
Como seria a expressão da minha melhor versão?
O que tenho manifestado em minha vida? O que manifesto é bom ou ruim?
O que eu manifesto em meu corpo que me desagrada?
Como seria a vida ideal que quero manifestar?
Expresso a minha verdade nas diversas áreas da minha vida?
Consigo perceber os aspectos multidimensionais da minha vida? Como os percebo?
O que significa ser feliz, amado e próspero?
O que significa ter saúde?
O que me limita? O que me expande?
Onde estou buscando as referências de sucesso e de realização: dentro ou fora de mim?
Quais são os valores que não abro mão em minha vida?
O que preciso melhorar ou desenvolver no ciclo do Manifestar e Expressar?

PARA TER UMA EXPERIÊNCIA COMPLETA, APONTE A CÂMERA DO SEU CELULAR PARA O QR CODE ABAIXO.

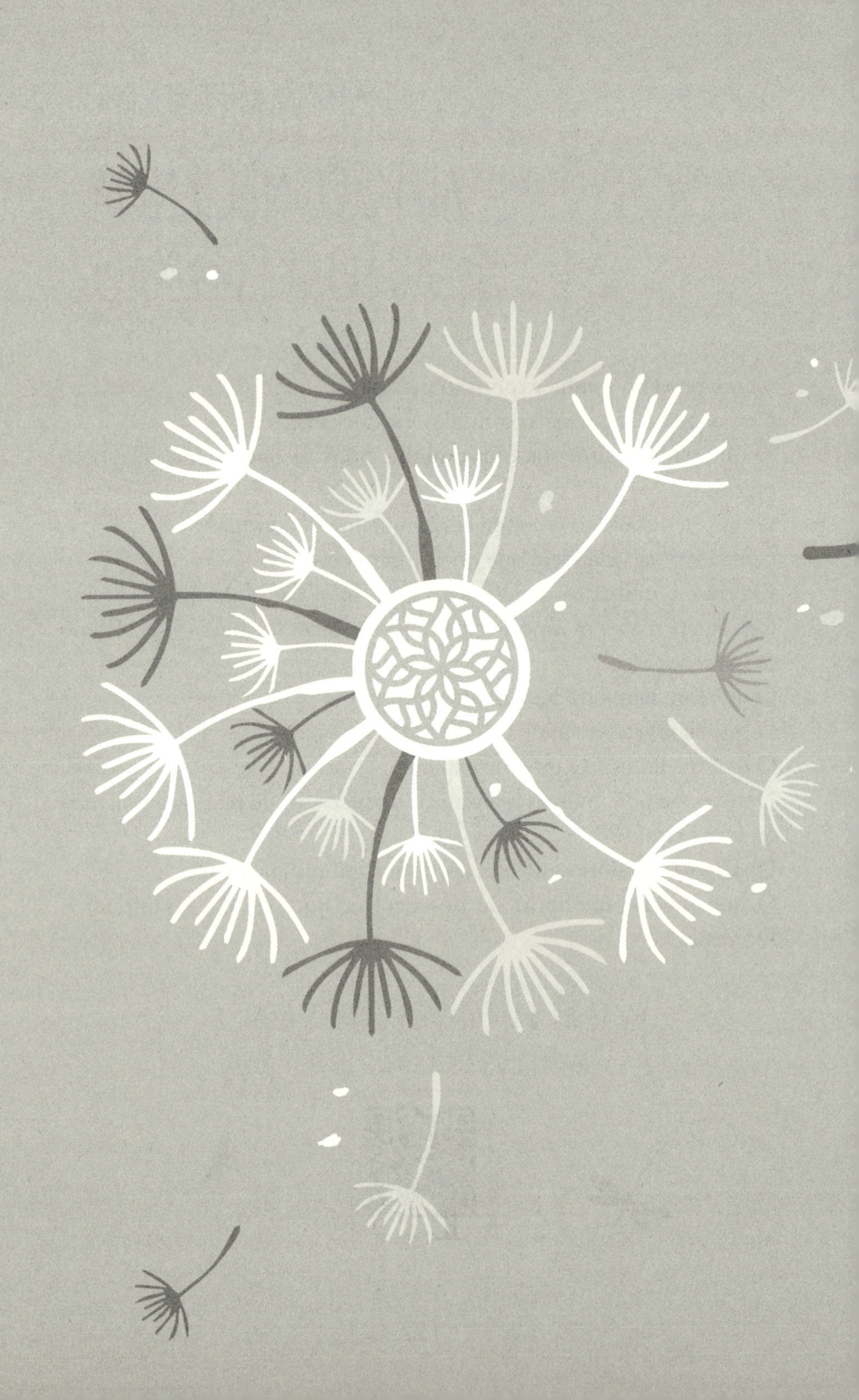

3

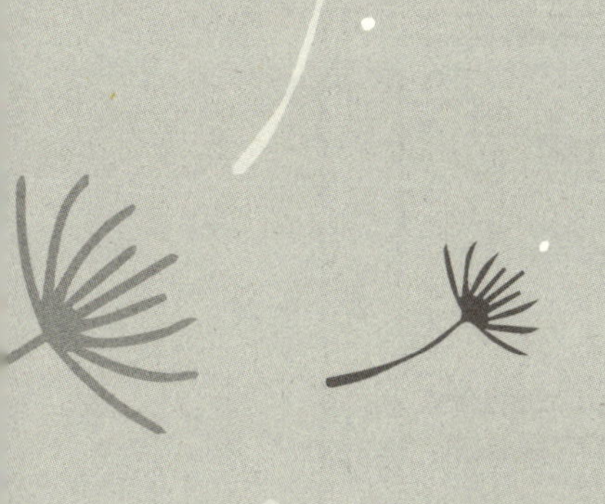

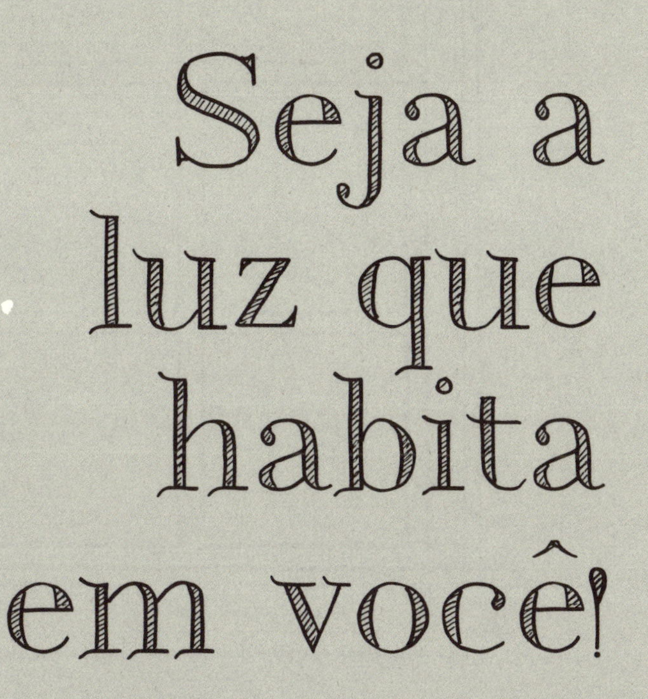

Seja a luz que habita em você!

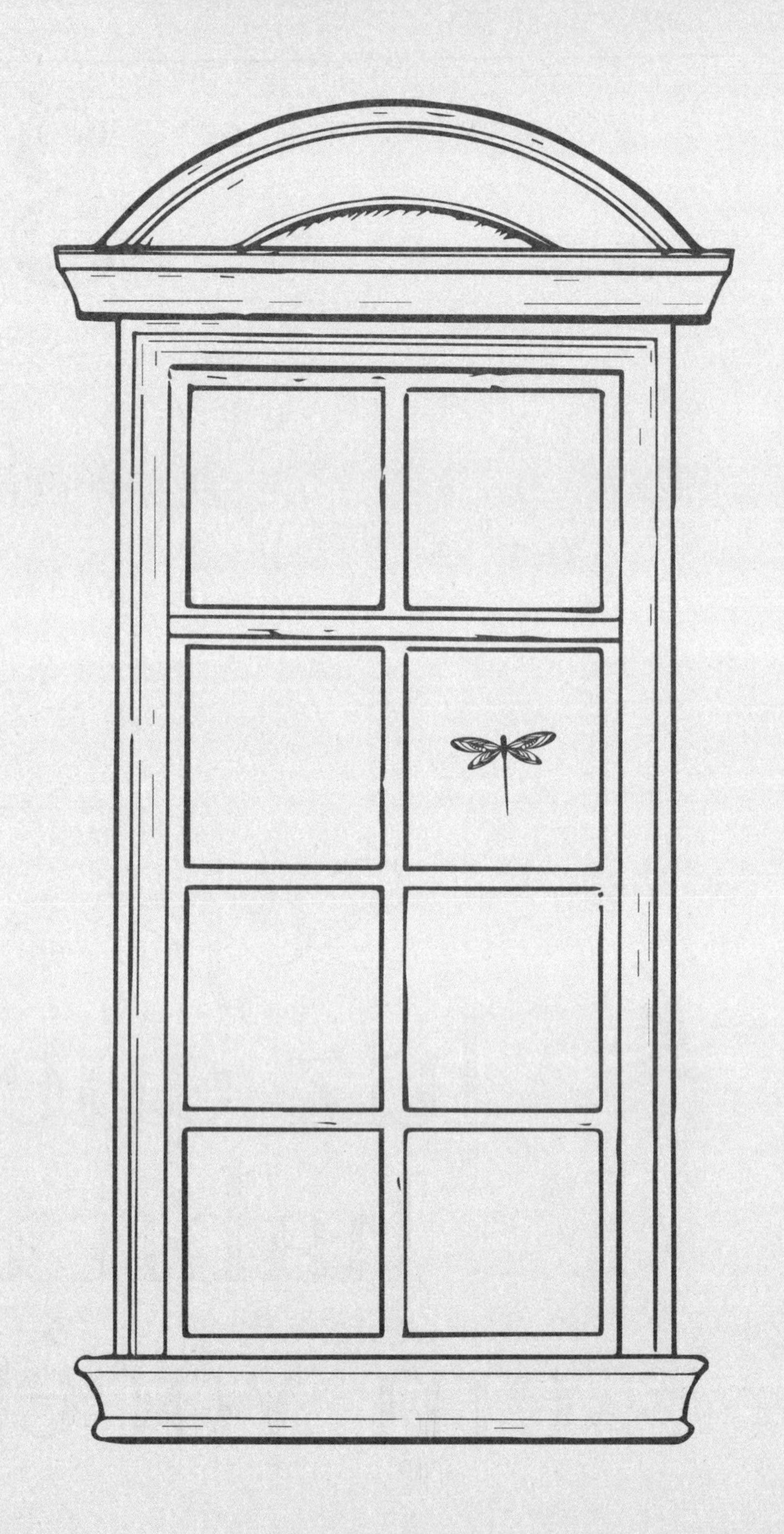

VESTI TODAS AS ROUPAS QUE TINHA LEVADO. ENROLEI-ME EM TODOS OS PANOS QUE CARREGAVA. ENTOQUEI-ME NO SACO DE DORMIR, MAS O VENTO FRIO PARECIA SEMPRE ENCONTRAR UMA BRECHA PARA ENTRAR. AS NOITES ERAM GELADAS, MAS PELA MANHÃ, MAIS DO QUE CONSOLO, GANHAVA-SE A PRECIOSA RECOMPENSA.

MESMO NÃO SENDO TÃO CEDO, A ESCURIDÃO DA NOITE AVANÇAVA MANHÃ ADENTRO. O AROMA DA LENHA E DAS ERVAS QUEIMADAS NOS FOGÕES INDICAVAM O DESPERTAR DO VILAREJO. A FUMAÇA DAS CHAMINÉS SE MISTURAVA ÀS NUVENS BAIXAS AINDA NÃO DISSIPADAS.

ENCASACADA E COM POUCA FORÇA DE MOBILIDADE DEVIDO À ALTITUDE, DISTANCIEI-ME DA CASA EM QUE TÍNHAMOS DORMIDO, CAMINHANDO EM DIREÇÃO AO DESCAMPADO. ALI, UMA PEQUENA COLINA PARECIA O MELHOR ABRIGO PARA TESTEMUNHAR O ESPETÁCULO QUE ENSAIAVA COMEÇAR. AOS POUCOS, OS PRIMEIROS RAIOS DE SOL TRANSPUNHAM AS MONTANHAS CIRCUNDANTES E ADENTRAVAM O VALE. OS FEIXES DEFINIDOS E PRECISOS SE EXPANDIAM VAGAROSAMENTE, REVELANDO OS GIGANTES CUMES GELADOS DO OUTRO LADO.

O MAJESTOSO MANASLU SE APRESENTAVA PARA O NOVO DIA QUE NASCIA. EM POUCOS SEGUNDOS, PASSAVA DO APAGADO NA ESCURIDÃO PARA O RELUZENTE. A SUAVIDADE DO PROCESSO FAZIA COM QUE O TEMPO PARASSE. A RESPIRAÇÃO FICAVA MAIS DEVAGAR. COMO UMA PRECE, A ATENÇÃO ESTAVA TODA NA REVELAÇÃO LUMINOSA DAQUELE PEDACINHO SAGRADO DOS HIMALAIAS.

ENTRE GIGANTES, EU ME DESCOBRI PEQUENA, EU ME DESCOBRI INTEIRA. GRATA E LISONJEADA ESTAVA POR TESTEMUNHAR O ESPETÁCULO. MAIS PERTO DOS CÉUS DO QUE JAMAIS ESTIVERA, PERTO DO UNIVERSO COMO JAMAIS IMAGINARA.

CAPÍTULO 10

Liberte-se!

(...)

7. QUANDO HOUVER CESSADO DE OUVIR OS MUITOS, PODERÁ DISCERNIR O UM — O SOM INTERNO QUE MATA O EXTERNO.
8. SÓ ENTÃO, E NÃO ANTES, ABANDONARÁ ELE A REGIÃO DE *ASAT*, O FALSO, PARA ENTRAR NO REINO DE *SAT*, O VERDADEIRO.
9. ANTES QUE A ALMA POSSA VER, DEVE SER CONSEGUIDA A HARMONIA INTERIOR, E OS OLHOS CARNAIS TORNADOS CEGOS A TODA ILUSÃO.
10. ANTES QUE A ALMA POSSA OUVIR, A IMAGEM (O HOMEM) TEM DE SE TORNAR TÃO SURDA AOS RUGIDOS COMO AOS MURMÚRIOS, AOS BRAMIDOS DOS ELEFANTES UIVANTES COMO AO ARGÊNTEO ZUMBIR DO PIRILAMPO DE OURO.
11. ANTES QUE A ALMA POSSA COMPREENDER E RECORDAR-SE, DEVE ESTAR UNIDA AO FALANTE SILENCIOSO, COMO A FORMA A SER TOMADA PELA ARGILA É PRIMEIRO UNIDA À MENTE DO CERAMISTA.
12. PORQUE ENTÃO A ALMA OUVIRÁ E SE RECORDARÁ.
13. E AO OUVIDO INTERNO FALARÁ
    A VOZ DO SILÊNCIO (...)

HELENA P. BLAVATSKY[14]

---

14 BLAVATSKY, H. **A voz do silêncio:** pequena grande enciclopédia da espiritualidade universal. São Paulo: Pensamento, 2010. p. 46.

Ah, a querida Madame Blavatsky e sua sabedoria! Quem dera podermos ter aprendido a ouvir a voz do silêncio. Quem dera tenhamos nos deixado seduzir pelos prazeres do amor incondicional, da paz interna e de sermos livres. Quem dera a jornada consciente pela evolução fosse um percurso popular e cativante para a Humanidade.

De qualquer forma, deve-se manter a esperança de que o som do UM prevaleça sobre o barulho ensurdecedor do mundo atual. Deve-se acreditar que o verdadeiro ainda prevalecerá sobre o falso. Deve-se ter atenção à menor expressão da voz do silêncio que nossos ouvidos possam escutar.

Nos reencontramos então mais uma vez, Madame Blavatsky, agora por meio dos vislumbres de sua última obra escrita em vida, no mesmo ano de sua morte, *A voz do silêncio*. O livro traduz fragmentos de uma obra importante para os estudantes místicos no Oriente, *O livro dos preceitos de ouro*.

O material original contém cerca de noventa pequenos tratados diferentes, os quais alguns são pré-budistas enquanto outros pertencem a uma data posterior. H. Blavatsky, em suas viagens pelo Oriente, aprendeu de cor 39 deles e, em *A voz do silêncio*, transcreve na língua inglesa a sabedoria adquirida, disseminando ao mundo conhecimentos até então restritos aos estudantes místicos de certas escolas e tradições orientais.

Textos como esses são atemporais, transcendem tempo e espaço. Cruzam as culturas do mundo. Atestam que a busca por liberdade é intrínseca ao ser humano e portanto, está em mim, está em você, em todos nós. Talvez você tivesse dificuldade de perceber, em meio aos afazeres de sua vida cotidiana, onde a jornada evolutiva ou espiritual se encaixava. Pois bem, espero ter conseguido ajudá-lo a compreender que ela nunca se desencaixou, pois não é possível separar a natureza espiritual da nossa vida cotidiana.

A fragmentação é, e sempre foi, um recurso intencional de domínio. Resgatar a conexão com a essência faz de nós seres fortes, confiantes, felizes e livres. No entanto, dificilmente haverá campanhas mundiais ou governamentais para restabelecer a conexão espiritual dos indivíduos. Cabe a cada um de nós buscar recursos e trilhar a jornada consciente da vida. É desafiador e continuará sendo, mas também, libertador.

(...)

239. QUANTO MAIS AVANÇARES, MAIS ARMADILHAS TEUS PÉS ENCONTRARÃO. A SENDA DO PROGRESSO É ILUMINADA POR UMA ÚNICA CHAMA: A CHAMA DA AUDÁCIA, ARDENTE NO CORAÇÃO. QUANTO MAIS SE OUSAR, MAIS SE OBTERÁ. QUANTO MAIS SE TEMER, MAIS ESSA LUZ EMPALIDECERÁ — E SÓ ELA PODE GUIAR. PORQUE, COMO AO ÚLTIMO RAIO DO SOL QUE BRILHA NO PÍNCARO DE UMA ALTA MONTANHA, SEGUE A NOITE ESCURA QUANDO O ASTRO SE APAGA, ASSIM É A LUZ DO CORAÇÃO. SE ELA SE EXTINGUIR, DE TEU CORAÇÃO CAIRÁ, NA SENDA, UMA NEGRA E AMEAÇADORA SOMBRA, E TEUS PÁVIDOS PÉS SE ESTACARÃO NO SOLO.

240. ACAUTELA-TE, DISCÍPULO, CONTRA ESSA SOMBRA LETAL. NENHUMA LUZ QUE BRILHE DO ESPÍRITO PODE DISSIPAR A ESCURIDÃO DA ALMA INFERIOR, A NÃO SER QUE DELA TENHA FUGIDO TODO PENSAMENTO EGOÍSTA E O PEREGRINO DIGA: "RENUNCIEI A ESTA CARCAÇA PASSAGEIRA; DESTRUÍ A CAUSA: AS SOMBRAS, MEROS EFEITOS, NÃO MAIS PODEM SUBSISTIR". PORQUE TEVE LUGAR

> AGORA A ÚLTIMA BATALHA, A GUERRA DECISIVA ENTRE O EU SUPERIOR E O EU INFERIOR. VÊ: O PRÓPRIO CAMPO DE BATALHA ESTÁ AGORA ENGOLFADO NA GRANDE GUERRA, E NÃO MAIS EXISTE. (...)[15]

Que a chama da audácia possa iluminar nossos corações e que assim estejamos protegidos dos temores. Que possamos buscar maneiras de destruir as causas que nos aprisionam na escuridão da Alma inferior. Que possamos compreender a batalha interna que nos assola e assim sustentar a vitória do Eu Superior. Observe-se e respeite seus processos. São únicos e não seguem, necessariamente, qualquer lógica cronológica ou temporal. Permita-se transformar-se e evoluir.

Diferentemente de nós, a lagarta tem o privilégio de poder se resguardar em seu casulo até que sua forma de asas esteja operacional. Perceba a potência da vida que conduz um pequeno ser limitado a rastejar à prodigiosa liberdade de voar. Consegue imaginar o que acontece na percepção de mundo dessa lagarta quando, da limitação do chão, ganha a imensidão dos ares?

Quem me dera poder viver em meu casulo de tempos em tempos. Seria maravilhoso. No entanto, vivemos a evolução em meio às tarefas e responsabilidades diárias e, muitas vezes, inadiáveis. A maneira como essas dinâmicas evolutivas se manifestam na vida do indivíduo faz parte do jogo. As nuances, sutilezas e peculiaridades de cada processo evolutivo fazem

---

15 BLAVATSKY, H. *op. cit.* p. 79.

parte do quebra-cabeça de cada um. Portanto, lamente menos e passe a entender melhor as regras do seu próprio jogo.

Caso não esteja encontrando um manual de instruções, saiba que é assim mesmo. Não há manuais disponíveis para download na internet. Tampouco vale a pena pedir a alguém que compartilhe por bluetooth com você. Assim como um registro feito em *blockchain*, as instruções são individuais e intransferíveis. Apenas você é o detentor dos códigos secretos que acessam sua *wallet* cósmica.

Assim, bem-vindo ao jogo cósmico da vida! Essa não é a primeira casa. Você sempre esteve dentro dela. Mas é bom darmos as boas-vindas e relembrarmos que jogo e jogador são uma única consciência. Ou seja, quando o jogador se perde em alguma casa, o jogo dá um jeito de trazê-lo de volta. O jogo o confronta com os pontos de fraqueza, ao mesmo tempo que oferece novas chances de jogadas. Por outro lado, quando o jogador toma consciência e se apropria do jogo com sabedoria, há muitas recompensas para avançar com fluidez e leveza.

Mais do que buscar respostas prontas, técnicas milagrosas ou mestres que digam o que fazer, sugiro que descubra as melhores práticas para você. Pode ser que suar em algum exercício físico seja importante e traga o alívio de sobrecargas acumuladas em seu corpo e mente. Já para outros pode ser que o silêncio e o recolhimento, por alguns instantes, sejam fundamentais. Há ainda quem encontre nas mais variadas expressões artísticas como dança, música, escrita ou pintura, processos meditativos e de cura muito profundos.

Praticar a espiritualidade envolve cuidar do corpo e da mente, integrando-os aos cuidados do espírito. A verdadeira espiritualidade se manifesta não só quando estamos sozinhos ou em um retiro cheio de cuidados especiais, mas, principalmente, quando integrada a nossa vida cotidiana e em meio aos desafios das relações humanas.

EM CONSTANTE TRANSFORMAÇÃO

A constatação de que sentimos, pensamos e temos convicções diferentes ao longo da vida é a certeza de que estamos crescendo e evoluindo. Sem julgar sentimentos, pensamentos e convicções, transforme-se constantemente. Às vezes, vai parecer que está andando para trás, voltando algumas casas no jogo. Mas não tente controlar os dados. Não tente prever as casas do tabuleiro. Apenas faça o seu melhor dentro daquilo que sua consciência permite agora. Reconheça e respeite seus ciclos. Aproprie-se de sua sabedoria, poder e força. Desenvolva sua humildade, amorosidade e respeito pelos seu entorno e por seus companheiros de jornada.

Entenda que o mundo invisível não tem uma forma única de se manifestar. Tenha clareza de que versões diferentes não necessariamente representam verdades ou mentiras. Podem ser apenas perspectivas e interpretações daquele ponto único de onde está sendo acessado. Encontre fontes de estudo, aprofundamento e referência confiáveis e que façam sentido para você no seu momento da jornada. Caso se depare com alguma fonte que não seja confiável, apenas deixe-a de lado. Liberte-se da necessidade de agredir o outro ou demonizar alguém por expressar algo que na sua opinião é irrelevante. Mantenha o foco na sua jornada de luz, pois isso lhe trará mais paz interna do que qualquer necessidade justiceira e julgadora.

Saiba, porém, que é natural e saudável que encontre novas fontes. Siga buscando mais aprofundamento e nutrindo sua alma com novos alimentos. Busque expansão consciencial, mergulhe mais fundo. Expanda-se, isto é, amplie entendimentos e transponha limitações existentes, encarando novos desafios.

Lembre-se de que essa é uma jornada sem fim. Evite criar expectativas sobre pontos de chegada e premiações para campeões, pois isso gera frustrações. Os pontos de chegada que idealizamos não passam de paradas estratégicas. Reconheça que há inúmeras paradas para que você possa recarregar as energias ao longo do caminho. É saudável que sejam alcançadas com alegria e celebração, pois representam ciclos importantes que foram completados. No entanto, fique alerta para não correr o risco de se acomodar nas paradas estratégicas, acreditando ter atingido a linha de chegada. Não permita que o conforto do descanso se transforme no desconforto da estagnação.

A verdade é que somos todos peregrinos em uma jornada de expansão por caminhos desconhecidos. Assumir esse papel nos alivia de pesos importantes. Quando compreendemos melhor a jornada na qual estamos percorrendo, fica mais fácil decidir quais itens são indispensáveis em nossa bagagem de vida. A experiência de sentir o peso excessivo nos ensina a deixá-la mais leve. Assim como as feridas nos pés nos ensinam a escolher melhor nossos calçados. Independentemente da rota que tenhamos escolhido, a vida acontece a cada passo que damos.

Portanto, desejo que possamos estar mais conscientes em nossa jornada. Quanto mais consciência adquirimos sobre seus múltiplos aspectos, melhor nos preparamos para as adversidades que vamos encontrar. Podemos, às vezes, descansar em abrigos aconchegantes e acolhedores, mas é certo que, em grande parte do trajeto, teremos que enfrentar percursos montanhosos, penhascos amedrontadores, frio ou calor excessivo, desconfortos físicos e cansaços que nos deixam sem forças para prosseguir.

Caso esteja vivenciando um momento assim, imagine-se como esse peregrino que está encontrando algum desafio no seu dia de caminhada. Olhe ao redor, veja se outros peregrinos podem ajudá-lo. Tome consciência de sua força e de seus recursos. Entenda se você precisa liberar algum peso desnecessário da mochila. Conecte-se às suas necessidades e perceba se o melhor é respeitar o pedido de descanso ou respirar fundo e prosseguir. O corpo pode estar pedindo mais gentileza da sua parte, ou você pode estar paralisado por algum medo, que desaparecerá se continuar seu caminho.

Aprender a achar essa resposta sobre a necessidade do corpo e da alma é libertador. Apenas você é capaz de encontrar dentro de si a sua resposta, embora outros possam auxiliá-lo nessa tarefa. E, assim, vamos experienciando a vida. Há momentos em que estendemos a mão para ajudar e, em outros, para sermos ajudados. Há momentos em que temos clareza e, em outros, nos perdemos na neblina dos pensamentos e das emoções. Que possamos cada vez mais nos reconhecer como seres que seguem a orientação interna que brota naturalmente da luz que nos habita, com a sabedoria de utilizar os múltiplos recursos da matéria e do corpo físico em prol de um mundo mais amoroso e fraterno.

SOLTE AS AMARRAS

A cocriação deste mundo está aqui e agora sob nossa responsabilidade. E, por mais improvável que pareça, temos a chance de viver essa realidade muito antes do que nossa razão consegue perceber. Ao contrário de outros períodos da história da Humanidade, agora temos a nosso favor a expansão da consciência planetária acontecendo independentemente de nossa vontade individual. Faça sua parte e se conecte com a consciência cristalina do planeta, assim você será abençoado por suportes e auxílios de força inimagináveis.

Há uma demanda desesperada por seres humanos que digam "sim" para o amor, para a luz e a paz. Há uma necessidade urgente por pessoas que verdadeira e integralmente vivam seus processos de autocura, de autoentendimento e autoconhecimento. Ninguém precisa ser perfeito ou estar pronto para contribuir com a cocriação amorosa e fraterna do mundo. Estamos todos em processo. O que precisamos é estar dispostos a soltar as amarras de memórias e informações acumuladas de sofrimento, culpa, medo, trauma, injustiça e raiva que contaminam nossos sistemas e reproduzem tudo isso no coletivo.

Que possamos evoluir e crescer, cada um ao seu ritmo. O importante não é sermos perfeitos, não é sermos melhores que os outros, não é provarmos nada para ninguém.

Tudo é sobre ser amor. Sobre ser luz. Sobre ser livre.

Este livro foi impresso
pela Gráfica Assahi
em papel pólen bold
70 g/m² em
maio de 2022.